Dr. Isha Gore
Prof. (Dr) Vabitha Shetty

TERAPIA FOTODINÂMICA EM ODONTOPEDIATRIA

Dr. Isha Gore
Prof. (Dr) Vabitha Shetty

TERAPIA FOTODINÂMICA EM ODONTOPEDIATRIA

Uma análise

ScienciaScripts

Imprint
Any brand names and product names mentioned in this book are subject to trademark, brand or patent protection and are trademarks or registered trademarks of their respective holders. The use of brand names, product names, common names, trade names, product descriptions etc. even without a particular marking in this work is in no way to be construed to mean that such names may be regarded as unrestricted in respect of trademark and brand protection legislation and could thus be used by anyone.

Cover image: www.ingimage.com

This book is a translation from the original published under ISBN 978-3-659-83499-8.

Publisher:
Sciencia Scripts
is a trademark of
Dodo Books Indian Ocean Ltd. and OmniScriptum S.R.L publishing group

120 High Road, East Finchley, London, N2 9ED, United Kingdom
Str. Armeneasca 28/1, office 1, Chisinau MD-2012, Republic of Moldova, Europe
Managing Directors: Ieva Konstantinova, Victoria Ursu
info@omniscriptum.com

Printed at: see last page
ISBN: 978-620-8-39762-3

RECONHECIMENTO

*Devo a minha primeira expressão de profunda gratidão à minha mãe, **Dra. Nanda Gore**, e ao meu pai, **Dr. Nitin Gore**, que têm sido o meu apoio constante em todos os obstáculos que enfrentei. Um mero reconhecimento nunca se poderia comparar à gratidão que desejo expressar-lhes.*

***(Dr.ª) Vabitha Shetty, do** Departamento de Medicina Dentária Pediátrica e Preventiva, do AB Shetty Memorial Institute of Dental Sciences, pelo seu incansável encorajamento, orientação valiosíssima, supervisão constante, esforços incessantes e sugestões, sem os quais esta dissertação teria sido uma tarefa impossível. Agradeço-lhe todo o apoio que me tem dado ao longo deste período da minha pós-graduação e na preparação desta dissertação.*

*Agradeço também ao **Prof. (Dr.) US Krishna Nayak**, Diretor e Reitor do AB Shetty Memorial Institute of Dental Sciences, por me ter incentivado a dedicar-me à investigação e por me ter apoiado em todas as actividades.*

*É com grande prazer e honra que expresso a minha sincera gratidão aos meus queridos professores, Prof. **(Dr.) Amitha M Hegde, (Dr.) Kavita Rai, Prof. (Dr.) Rajmohan Shetty, Prof (Dr.) Manju R, Prof. (Dr.) Amarshree A Shetty,***

Prof.) Amarshree A Shetty, Prof. (Dr.) Srikala Bhandary, Dr. Meghna Bhandary, Dr. Prajna P Nayak, Dr. Ananthu H e Dr. Krithika Shetty *pela sua inspiração, encorajamento e conselhos oportunos durante todo o período do meu curso.*

Estou grata às minhas queridas amigas Dra. Anubha Singh e Dra. Tanvi Khemka por terem sido sempre os meus pilares de força.

Estou grato aos meus colegas de grupo, Dr. Aishani, Dr. Nanthini, Dr. Nishi, Dr. Pratyasha e Dr. Sai Srinivas, pelo apoio constante.

Um agradecimento especial à minha doutora Shreya S, que é a minha superior, pelo seu inestimável apoio e ajuda.

Gostaria também de agradecer aos meus superiores imediatos, Dr. Siddhesh, Dr. Krupa, Dr. Viraj, Dr. Sagun, Dr.ª Liza e Dr.ª Naina, e ao meu júnior, Dr. Mausam Kumari, pela sua ajuda, que foi de facto indispensável.

Gostaria de agradecer a todos aqueles que ajudaram de forma notória e despercebida.

Acima de tudo, estendo a minha eterna gratidão ao Todo-Poderoso, por me ter concedido a oportunidade e a capacidade de avançar nos meus empreendimentos futuros.

Dr. Gore Isha Nitin

CONTEÚDO

Abreviaturas:

1. $^1O_2$: singlet oxygen
2. $^3O_2$: triplet oxygen
3. ALA: Aminolevulinic acid
4. a-PDT: Antimicrobial photodynamic therapy
5. ASD: autism spectrum disorders
6. CHX – Chlorhexidine
7. DS: Downs syndrome
8. ECC: early childhood caries
9. EDTA - Ethylenediamine Tetraacetic Acid
10. EPS: extracellular polymeric substance
11. FDA: Food and Drug Administration
12. H_2O_2: Hydrogen peroxide
13. HO•: Hydroxyl radical
14. RBCs: red blood cells
15. LED: Light Emitting Diode
16. LLLT: low-level laser therapy
17. MB: Methylene blue
18. MIH: molar incisor hypomineralization
19. NaClO: sodium hypochlorite
20. OHRQoL: oral health-related quality of life
21. (O2−): superoxide anions
22. PD: periodontal disease

23. PBM: Photobiomodualtion

24. PDR: photodynamic reaction

25. PDT: Photodynamic therapy

26. PS: Photosensitizer

27. ROS: Reactive oxygen species

28. SEM: scanning electron microscopy

29. SOD: superoxide dismutase

30. TAT: topical antiviral therapy

31. *E. coli: Escherichia coli*

32. *S. mutans: Streptococcus mutans*

33. *P gingivalis: Porphyromonas gingivalis*

34. *C. albicans: Candida albicans*

35. *P. intermedia: Prevotella intermedia*

36. *F. nucleatum: Fusobacterium nucleatum*

37. *P. micros: Peptostreptococcus micros*

38. *P. endodontalis: Prophyromonas endodontalis*

39. *E. faecalis: Enterococcus faecalis*

40. TBO: Toluidine blue O

41. ICG: Indocyanine green (ICG)

42. Nd:YAG: Neodymium-doped yttrium aluminum garnet

I. Introdução

A terapia fotodinâmica (PDT) é um tratamento minimamente invasivo que utiliza compostos químicos chamados fotossensibilizadores (PS) para produzir oxigénio singlete ($^1O_2$) e espécies reactivas de oxigénio (ROS) quando expostos a um comprimento de onda específico de luz e oxigénio molecular. O objetivo desta abordagem é eliminar células eucarióticas indesejáveis, como as encontradas nos carcinomas, bem como micróbios nocivos, incluindo bactérias, fungos e parasitas. O objetivo é atingir o ADN e a membrana plasmática dessas células, levando à sua morte. (1)(2)

Neils Finsen, físico dinamarquês e vencedor do Prémio Nobel, foi pioneiro nos fundamentos da fototerapia contemporânea através da sua extensa investigação sobre fontes de luz, que englobava tanto os pequenos raios activos como a radiação ultravioleta.(3)(4)(5) Além disso, no século XX, Oscar Raab, um estudante de medicina da Alemanha, juntamente com o seu supervisor, o Prof. Hermann von Tappeiner , fez uma descoberta notável, em que Raab observou que as paramécias, quando expostas a trovoadas ou à luz do sol na presença de oxigénio, sofriam uma mortalidade acelerada quando incubadas com o corante laranja de acridina (AO). Com base nesta descoberta, von Tappeiner propôs a hipótese de que a luz aumenta a resposta biológica, cunhando a palavra "photodynamische" (efeito fotodinâmico). (6)(7)(8) Em 1913, o médico austríaco Fredrich Meyer-Betz descobriu a hematoporfirina como um PS, o que levou a novas investigações em 1955. Em 1986, foi criada a Associação Internacional de Fotodinâmica e, em 1999, a FDA aprovou a Terapia Fotodinâmica (PDT) para o tratamento de lesões cutâneas pré-cancerosas no rosto ou no couro cabeludo.

Após a constatação de que numerosos agentes têm a capacidade de sensibilizar as células à luz, tornou-se evidente que a seleção de um PS determina as localizações subcelulares específicas a atingir, confirmadas através da utilização de microscopia de fluorescência. À medida que a eficácia da PDT em contextos clínicos foi sendo reconhecida, outros investigadores começaram a procurar melhores produtos químicos fotossensibilizadores e mecanismos alternativos para induzir a morte celular, para além do bloqueio do fluxo sanguíneo. Dahle et al descreveram o "efeito espetador", que explicava a morte celular como resultado de danos celulares letais em células adjacentes através de uma cadeia de reacções causadas pela morte celular inicial.(9)

Esta propriedade antimicrobiana da PDT tem sido utilizada em medicina dentária, envolvendo uma reação fotoquímica resultante da utilização de um PS e de um comprimento de onda de luz específico. A terapia fotodinâmica (PDT) evoluiu significativamente desde a sua criação, passando da sua utilização inicial em oncologia para um papel essencial na gestão das condições de saúde oral em medicina dentária. Inicialmente desenvolvida para aplicações médicas no início do século XX, o potencial antimicrobiano da PDT só foi totalmente reconhecido na década de 1970, preparando o terreno para a sua utilização em várias áreas médicas, incluindo a medicina dentária.

A PDT surgiu na prática dentária durante a década de 1980, principalmente pelos seus efeitos antimicrobianos contra os agentes patogénicos orais. Um estudo fundamental realizado por Wilson et al. (1993) demonstrou a sua eficácia na redução das bactérias da placa dentária, assinalando uma das primeiras utilizações da PDT nos cuidados dentários, ao demonstrar que o PS combinado com a luz podia matar eficazmente as bactérias associadas à doença periodontal (10)

Na década de 2000, a aplicação da PDT em medicina dentária expandiu-se, particularmente na terapia periodontal, como adjuvante de tratamentos convencionais como a destartarização e o planeamento radicular, aumentando a redução bacteriana e melhorando os resultados clínicos. Soukos et al. (2000) exploraram o papel da PDT na desinfeção endodôntica, demonstrando a sua eficácia na redução das populações bacterianas, juntamente com os métodos mecânicos tradicionais(11)enquanto Meisel e Kocher (2005) confirmaram que a PDT pode reduzir significativamente os agentes patogénicos periodontais e aumentar a eficácia dos tratamentos periodontais convencionais (12). Na década de 2010, o âmbito da TFD alargou-se ainda mais para incluir o tratamento de cáries e a endodontia, centrando-se na desinfeção de lesões cariosas e canais radiculares. Os estudos demonstraram o potencial da PDT como método de controlo microbiano não invasivo e eficaz, destacando a sua capacidade de eliminar bactérias resistentes dos canais radiculares infectados, que são frequentemente difíceis de tratar apenas com os métodos convencionais(13).

Nos últimos anos, a PDT tem sofrido avanços tecnológicos significativos, incluindo o aperfeiçoamento dos seus protocolos, o desenvolvimento de novos PS e a integração da PDT com a tecnologia laser. A investigação atual centra-se nas suas aplicações na gestão da peri-implantite, cancros orais e infecções relacionadas com o biofilme, enfatizando a otimização da utilização clínica para aumentar a sua eficácia e segurança na prática dentária.(14) A integração da PDT na medicina dentária reflecte uma mudança progressiva na gestão da saúde oral, passando de uma utilização experimental para um tratamento adjuvante amplamente reconhecido. A sua precisão no tratamento de agentes patogénicos microbianos levou à sua adoção em várias aplicações dentárias, solidificando o papel da PDT como uma abordagem minimamente invasiva para melhorar os resultados clínicos.

A PDT foi inicialmente testada como uma abordagem terapêutica para várias doenças, incluindo lesões malignas e pré-malignas, lesões periodontais e várias outras doenças orais. A PDT ganhou uma ampla aceitação na medicina dentária em várias especialidades. A sua utilização é apoiada pela sua capacidade de promover uma cicatrização rápida e eficaz, melhorar a reparação dos tecidos num curto espaço de tempo e reduzir a carga microbiana.(15) (16) (17) Numerosos estudos in vitro demonstraram que a PDT é um método rápido, eficaz e não invasivo para a redução de bactérias gram-positivas como o *Streptococcus sobrinus, Streptococcus mutans* e *Streptococcus sanguinis*, que são os principais contribuintes para o desenvolvimento da cárie dentária.(18)(19)

Além disso, a terapia fotodinâmica antimicrobiana (a-PDT) tem mostrado resultados positivos na desinfeção das paredes dentinárias, especialmente nos casos em que a anatomia imprevisível do sistema de canais radiculares impede a ação eficaz das soluções anti-sépticas.(20) Estudos demonstraram uma redução de 70% da carga bacteriana viável nos canais radiculares com a utilização combinada de terapia fotodinâmica convencional e antimicrobiana. (21) Os investigadores estão a explorar cada vez mais os efeitos antimicrobianos da PDT como alternativas promissoras aos tratamentos tradicionais de infecções, atraídos pela sua vasta gama de acções e efeitos adversos mínimos. (22) Este facto tem a vantagem adicional de os micróbios desenvolverem resistência a este método, o que parece improvável, uma vez que a fotossensibilização repetida não demonstrou o desenvolvimento de estirpes resistentes.(21)(23) Nesta perspetiva, tem sido utilizado como um método não convencional para reduzir a placa dentária, particularmente em crianças mais novas e naquelas com dificuldades físicas ou de aprendizagem.

A investigação existente indica que o a-PDT combinado com Papacárie e MB apresenta resultados satisfatórios no tratamento de lesões cariosas em dentes decíduos, particularmente em termos de redução microbiana.(24) (25) Os agentes ROS afectam uma vasta gama de vias metabólicas intracelulares, pelo que a probabilidade de desenvolver resistência à a-PDT é muito baixa. (26) Além disso, a TFD constitui uma alternativa acessível que reduz a dependência de antibióticos nos tratamentos dentários, resolvendo o problema da resistência bacteriana a estes fármacos. (16)(17)(23)(27) A a-PDT combinada com terapia antiviral tópica (TAT) ajudou a reduzir os escores de dor e os níveis de citocinas pró-inflamatórias em crianças com gengivoestomatite herpética.(28) A investigação demonstrou que a PDT à base de eritrosina pode reduzir eficazmente os biofilmes da placa bacteriana in vivo, sugerindo a sua potencial utilidade na gestão de doenças dentárias associadas à placa bacteriana, como a cárie e a doença periodontal.(24)Foi registada a utilização de vários PS (corantes), incluindo corantes tricíclicos, tetrapirróis e furocumarinas, fotofrina e derivados de hematofirina. Os mais frequentemente utilizados na a-PDT são os PS fenotiazínicos, como o azul de toluidina O e o MS.(29)

A utilização de técnicas PBMT/a-PDT em simultâneo com comprimentos de onda variáveis e a utilização de MS como substância fotossensível melhora o processo de descontaminação da cavidade oral, ajudando potencialmente na reparação das células afectadas. Além disso, tem-se explorado o aumento da eficácia destes métodos de tratamento através de avanços impressionantes na produção de PS naturais, nano-baseados e direcionados. (30)

II. Mecanismo de ação da terapia fotodinâmica

A. Fotofísica

O estado fundamental do PS é caracterizado pela presença de dois electrões com spins opostos, referido como o estado singleto, dentro da orbital molecular de baixa energia. Após a absorção de fotões, um determinado eletrão passa por um processo em que é elevado para uma orbital de alta energia e entra no estado excitado inicial de singlete. Esta espécie pode dissipar a sua energia através da emissão de luz (fluorescência) ou através da conversão interna em energia térmica. As propriedades de fluorescência melhoradas da maioria dos PS facilitaram o avanço de ensaios altamente sensíveis para quantificar os níveis de PS em células ou tecidos. Além disso, esta caraterística permite a obtenção de imagens de fluorescência in vivo em animais vivos ou pessoas, possibilitando a medição da farmacocinética e da distribuição dos PS.(31)

B. Fotoquímica

O tripleto excitado da fração PS tem o potencial de conduzir duas reacções químicas. Em primeiro lugar, uma reação do tipo 1 pode interagir diretamente com um substrato, como a membrana celular ou uma molécula, levando à formação de um anião ou catião radicalar. Outras interações entre radicais e oxigénio produzem espécies reactivas de oxigénio.

A via de tipo 1 resulta na produção de aniões superóxido (32) (33)que pode ainda reagir com outras moléculas semelhantes, resultando na produção de peróxido de hidrogénio e oxigénio, através de uma reação designada por "dismutação". Esta reação requer a enzima superóxido dismutase (SOD) como catalisador. O superóxido ajuda a produzir o altamente reativo HO-, actuando como agente redutor. O superóxido liberta um eletrão para reduzir os iões metálicos (como o ferro férrico ou Fe3+) que catalisam a conversão de H O_{22} em HO-, denominada reação de Fenton. A reação de Fenton é importante nos sistemas biológicos porque a maioria das células contém ferro, cobre ou outros metais que catalisam este processo. O ferro ferroso (Fe2+) quebra a ligação oxigénio-oxigénio do peróxido de hidrogénio, resultando num HO- e num ião hidróxido (HO-). O superóxido reage com o HO- provocando a formação de O^1_2 ou com o óxido nítrico (NO-) para produzir peroxinitrito (OONO-), uma molécula oxidante reactiva. Tal como o H O_{22} , o HO- permeia facilmente as membranas celulares. Os danos causados pelo HO- são limitados pela taxa de difusão. Este radical extremamente reativo pode reagir com um substrato orgânico, como um ácido gordo, dando origem a um aduto hidroxilado que também é um radical e que pode entrar em reacções em cadeia com outras moléculas.(31)

Figura 1: Reação de Fenton (34)

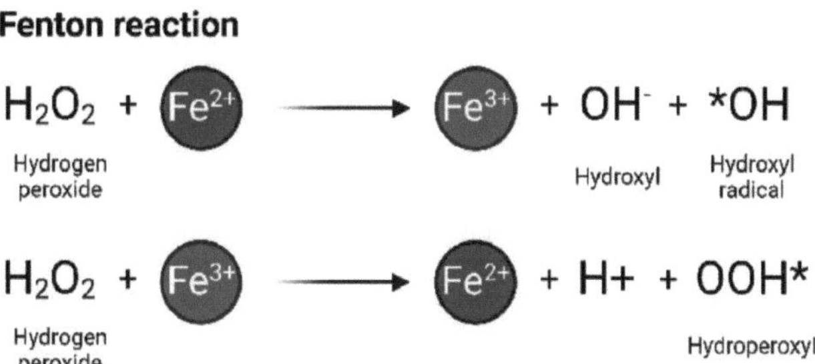

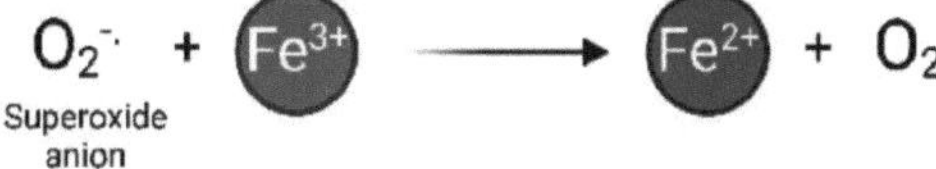

Inversamente, numa reação do tipo 2, forma-se um estado excitado $O^1{}_2$. As reacções do tipo 1 e do tipo 2 podem ocorrer simultaneamente, dependendo das espécies reactivas e das concentrações de substrato e de oxigénio. As ROS e a via do Tipo 2 $O^1{}_2$ podem reagir diretamente com numerosos componentes biológicos. Os aminoácidos proteicos cisteína, metionina, tirosina, histidina e triptofano são alvos fundamentais (35) (36). Devido à elevada reatividade e à curta semi-vida do $O^1{}_2$ e do HO- , a PDT afecta principalmente as moléculas e estruturas próximas da sua área de produção (localização PS). A semi-vida do $O^1{}_2$ nos sistemas biológicos é inferior a 40 ns, o que resulta num raio de ação de 20 nm. (37)

Figura 2: Efeito da luz na PS(38)

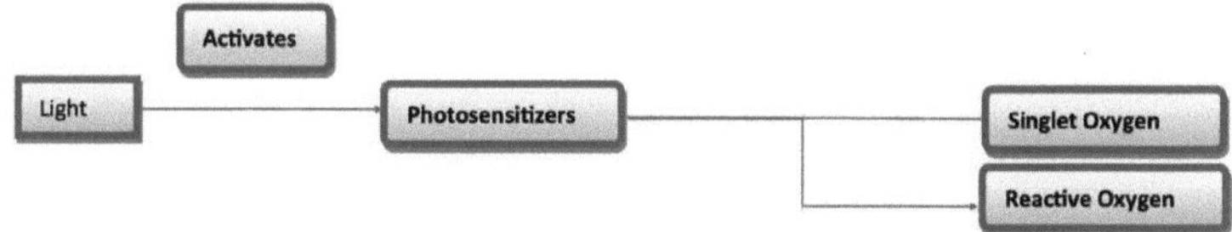

C. Reação fotodinâmica (PDR)

Pode ocorrer uma reação fotoquímica quando o PS é exposto a luz com o comprimento de onda e a intensidade corretos. (39) Essencialmente, quando a luz de um determinado comprimento de onda é aplicada, desencadeia a ativação dos PS, que por sua vez iniciam uma sequência de reacções químicas que, idealmente, resultam na eliminação de células ou microrganismos alvo sem causar danos excessivos aos tecidos saudáveis. A energia luminosa modifica os PS inactivos e ativa-os, provocando ainda a dissipação de energia através da emissão de luz. Este fenómeno luminoso pode ser estudado através de microscopia de fluorescência. O fotossistema ativo também pode dissipar energia através do processo de reação fotoquímica do tipo I. A reação de Fenton gera radicais livres altamente reactivos que possuem propriedades nocivas. No entanto, a principal via para a PDT clínica é a produção de uma reação fotoquímica de tipo II conhecida como PDR. Neste processo, o PS reage com o oxigénio para produzir $O^1{}_2$, que é responsável pelas capacidades de ablação celular da PDT. Esta reação fotodinâmica de tipo II dependente do oxigénio é um requisito essencial para a PDT. A meia-vida do $O^1{}_2$ é de cerca de 40 nanossegundos, o que permite a erradicação de um raio de 20 nanómetros. (37) Embora o volume seja bastante reduzido, é evidentemente suficiente para obter resultados terapêuticos.

Figura 3 - Um diagrama que descreve as diferentes transições de níveis de energia que constituem a base física e molecular da PDT (40)

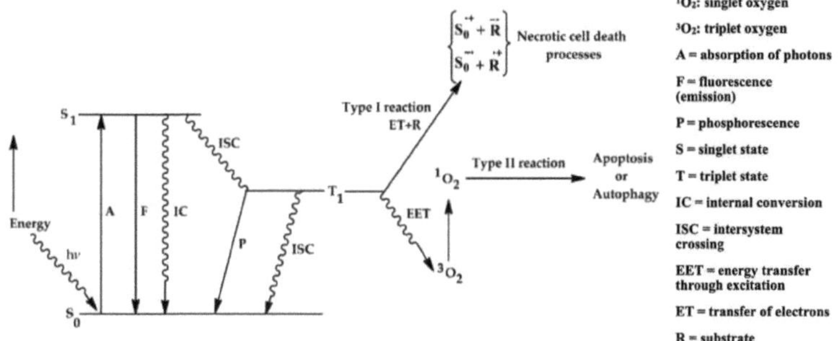

Figura 4 - Mapa concetual do mecanismo: ação da terapia fotodinâmica

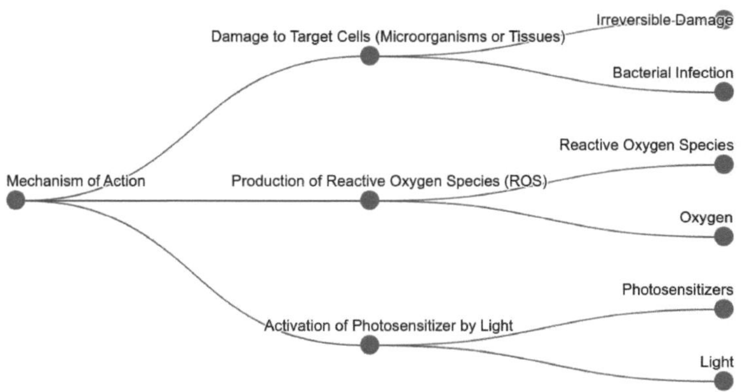

D. Entrega ligeira

Na PDT, é necessário prever a distribuição espacial da luz no tecido alvo. A extensão da dispersão ou absorção da luz no tecido varia consoante o tipo de tecido e o comprimento de onda. Os feixes de luz espalham-se e perdem a direção em meios turvos devido à dispersão múltipla. Os cromóforos endógenos dos tecidos, como a hemoglobina, a mioglobina e os citocromos, contribuem para a absorção. O elemento mais significativo que limita a penetração da luz nos tecidos é a dispersão, medida em μs (100-1000 cm-1 para tecidos moles). Na maioria dos tecidos, a absorção é menos importante e é medida por μa (0,1-5 cm-1 para comprimentos de onda verdes e superiores). O fator de anisotropia, que quantifica a dispersão da luz, é o terceiro parâmetro necessário para determinar as caraterísticas ópticas do tecido. A teoria da difusão ou a modelação de Monte Carlo podem prever a forma como a luz se deslocará para o tecido alvo, permitindo que os parâmetros de iluminação (fluência, taxa de fluência, comprimento de onda, ângulo de incidência) sejam modificados para maximizar a dose de luz. A "janela ótica" no tecido é causada pela absorção de luz de comprimento de onda inferior por cromóforos importantes do tecido (oxi e desoxihemoglobina e melanina), pela redução da dispersão da luz em comprimentos de onda mais longos e pela absorção de água em comprimentos de onda superiores a 1300 nm. A PDT tem uma profundidade de penetração média efectiva (intensidade reduzida a 37%) de 1-3 mm a 630 nm, o comprimento de onda utilizado no tratamento clínico da PF, e o dobro a 700-850 nm.(41)

PS que absorvem em comprimentos de onda mais longos, como a naftalocianina (776 nm) (42) e a bacterioclorina (780 nm) (43), são incentivados pela sua maior profundidade de penetração. Além disso, os PS que absorvem fortemente a luz no comprimento de onda de tratamento apresentam "auto-proteção".(44) Este efeito é designado por "fotobranqueamento", que destrói muitos PS. (45) Isto pode ocorrer quando O^1_2 ou outros ROS criados durante a iluminação reagem com a molécula de PS, reduzindo a sua eficácia de fotossensibilização. PS de diferentes estruturas químicas têm taxas de fotobranqueamento variadas. A fotobranqueamento normalmente reduz a reatividade da PDT, protegendo assim os tecidos saudáveis de serem necrosados.(42).

Figura 5 - Espectros de absorção da água, oxi, desoxihemoglobina e melanina (31)

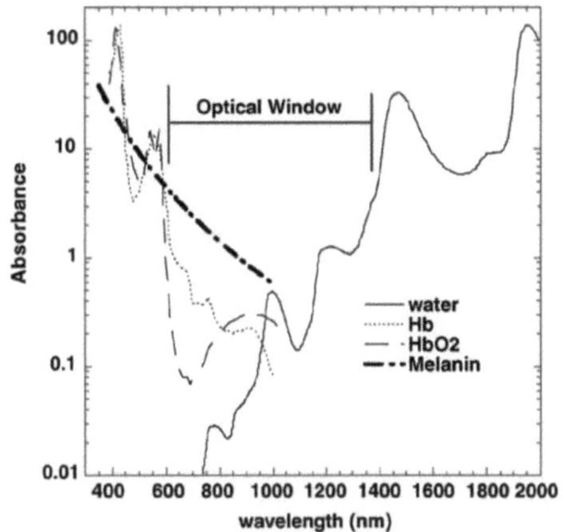

Figura 6: Mecanismos fotofísicos e fotoquímicos na PDT (31)

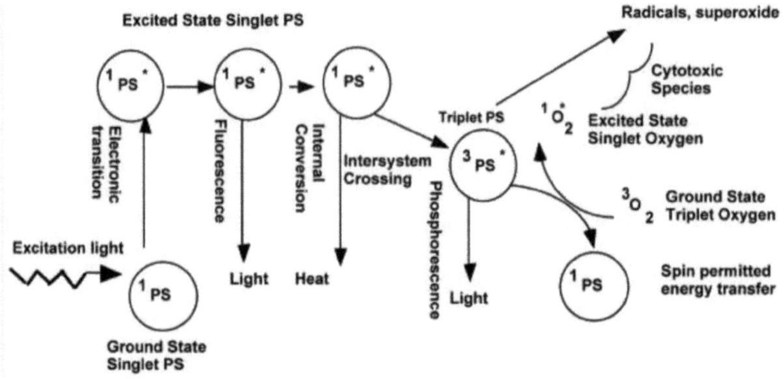

E. Impacto da disponibilidade de oxigénio

A eficácia da PDT em medicina dentária depende da presença de oxigénio, uma vez que a interação de um PS, luz e oxigénio gera ROS tóxicos que destroem as células alvo. A ausência de efeitos genotóxicos e mutagénicos da PDT é um fator importante para a segurança a longo prazo durante o tratamento. (46)

F. Mecanismo de esterilização do a-PDT por $O^1{}_2$

Allen et al. (47) foram os primeiros a relatar que os neutrófilos podem gerar $O^1{}_2$ através da ação catalítica da mieloperoxidase durante as explosões respiratórias, contribuindo para a atividade bactericida. Em seguida, Krinsky (48) sugeriu que o^1 O_2 derivado dos neutrófilos desempenha um papel na morte bacteriana. Tatsuzawa et al. (49)propuseram mais tarde que os leucócitos fagocíticos produzem $O^1{}_2$ como um oxidante bactericida chave dentro do fagossoma e que também pode interagir com a membrana citoplasmática dos microrganismos - particularmente *E. coli* e outras bactérias

Gram-negativas - danificando as enzimas respiratórias e inibindo a formação de ATP. No entanto, a pequena quantidade de O^1_2 produzida in vivo não é prejudicial para as células eucarióticas. Devido à sua curta semi-vida (10^-6 segundos), o¹ O_2 apenas perturba a atividade enzimática na superfície de células procarióticas próximas. No mecanismo da a-PDT, contudo, o¹ O_2 é gerado por um PS ativado por luz externa, levando à destruição da parede celular e/ou da membrana, após o que o PS penetra na célula. Aí é produzido através da fotoexcitação, danificando os organelos intracelulares e provocando a morte da célula. A quantidade de O^1_2 produzida pela excitação do PS é muito superior à que ocorre naturalmente e, ao contrário do que acontece in vivo, a produção de O^1_2 aumenta com a exposição prolongada à luz. Além disso, é gerado actua como um oxidante não específico, contra o qual os microrganismos não têm mecanismos de defesa (50) (51). Para evitar danos oxidativos excessivos nas células normais, é essencial minimizar a quantidade de O^1_2 utilizada no tratamento. (52)

Um estudo utilizou a MEV para avaliar visualmente o mecanismo de O^1_2 na ação fungicida de *C. albicans*, um eucariota com uma parede celular, e examinou ainda a quantidade de O^1_2 produzida juntamente com o seu efeito fungicida (53). Os resultados da a-PDT contra o microrganismo, utilizando 0,01% de MB como PS e um laser de díodo (660 nm, 200 mW) como fonte de luz, mostraram que eram necessários pelo menos 245,3 µM de O^1_2 para atingir >99,99% de atividade fungicida. Ou seja, em comparação com as bactérias, que são células procarióticas, *a C. albicans* necessita de uma quantidade muito grande de O^1_2 . A razão para este facto pode ser atribuída às diferenças no citoesqueleto. Nas imagens SEM expostas a 245,3 µM de

O^1_2 , as células fundidas perdem ainda mais a sua morfologia e tornam-se grumos amorfos. (54)

III. Constituintes do PDT

É necessário definir e investigar as partes constituintes da PDT para compreender melhor os seus processos de ação. Essencialmente, um agente fotossensibilizador (PS) é apresentado e subsequentemente ativado pela luz. Este PS ativo pode produzir a reação fotodinâmica (PDR) quando o oxigénio está presente. Isto acontece numa interação complexa entre o espaço e o tempo que, em última análise, conduz a um efeito antimicrobiano e à preservação de tecidos saudáveis.

A. Agentes fotossensibilizadores ou PS

Os agentes PS são estruturas artificiais ou naturais que transferem luz. O facto de muitas estruturas permitirem a transferência de luz não deve ser surpreendente, uma vez que a fotossíntese é um tipo de transferência de luz essencial à vida na Terra. A estrutura deve, no entanto, permitir o desenvolvimento preciso da reação fotodinâmica para que possa ser considerada um agente PS eficaz para a PDT. Várias bactérias e plantas produzem derivados da clorofila que são potentes agentes PS, incluindo porfirinas e corantes. Apesar de terem sido identificadas dezenas de milhares de estruturas como potenciais agentes PS, apenas um pequeno número - cerca de doze - foi descrito exaustivamente e utilizado em ensaios clínicos. Destas, muito poucas foram aprovadas pela Food and Drug Administration (ou por um organismo equivalente) e comercializadas. Os agentes PS bem sucedidos na utilização para efeitos terapêuticos possuem normalmente a maioria das seguintes caraterísticas: são hidrofílicos para uma administração sistémica simples, inofensivos até serem activados, activados por um comprimento de onda de luz específico e geram consistentemente a PDR. Os agentes PS também devem decompor-se rapidamente em compostos inócuos, fáceis de sintetizar, acumular-se nas células e microorganismos alvo, causar danos mínimos aos tecidos normais e estar facilmente disponíveis para compra. A maioria dos PS, que são frequentemente utilizados em contextos terapêuticos e experimentais, são gerados a partir do núcleo aromático do tetrapirrol presente em vários pigmentos naturais, como o heme, a clorofila e a bacterioclorofila. Os PS utilizados na terapia fotodinâmica (PDT) em medicina dentária são essenciais para o tratamento de infecções orais e para a redução da carga microbiana e o tratamento de lesões dos tecidos moles orais. (55). Estes PS são selecionados com base nas suas propriedades fotofísicas específicas, seletividade tecidular e perfis de segurança, tornando-os adequados para aplicações dentárias em PDT.

Tabela 1: Descrição de vários agentes fotossensibilizadores de relevância clínica em medicina dentária.

Agente fotossensibilizador	Descrição	Dosagem e comprimento de onda
Azul de metileno (MB)	Tem uma elevada afinidade para as células bacterianas e uma boa penetração nos biofilmes, sendo eficaz contra agentes patogénicos orais como Streptococcus mutans e	10-50 µM a 660-670 nm (11)

	Porphyromonas gingivalis, envolvidos em cáries e doenças periodontais.	
Azul de Toluidina O (TBO) (56) (57)	Demonstrou ser eficaz contra o *S. mutans* presente na matriz de colagénio da dentina cariada.	
Curcumina (58)	A curcumina é um PS natural com propriedades antimicrobianas e anti-inflamatórias. A sua eficácia foi estudada em PDT para tratar a periodontite e a placa dentária.	600 µmol/L (58) em 405 nm. (59)
Ficocianina (60)(61)(62)(63)	É um pigmento azul obtido a partir da spirulina. Tem propriedades antioxidantes e modula o sistema imunitário do hospedeiro, causando um efeito antimicrobiano. Para além disso, tem uma toxicidade mínima, pelo que apresenta resultados promissores como agente fotossensibilizador na a-PDT. (64)	$2{,}4 \times 10^{-3}$ mol/L mistura clorofilina-ficocianina a 635 nm
Clorina e6 (Ce6) (64)	O Ce6 é um PS de segunda geração com um elevado rendimento de O^1_2 , o que o torna eficaz para a PDT antimicrobiana em aplicações dentárias, especialmente na gestão da peri-implantite.	50 µg/mL a 400- 660 nm (65)

5- Ácido aminolevulínico (ALA) (66)(67)	o precursor natural da protoporfirina IX (PpIX), apresenta várias vantagens, incluindo alta penetração na matriz, alto grau de fotoestabilidade, menor toxicidade e solubilidade em água, e pode ser rapidamente eliminado das células-alvo -	15 mM a 635 nm (fonte de luz vermelha). (68)
Aloé-emodina (69)	É um composto natural isolado do *Aloé vera* e do *Rheum palmatum*. Tem uma aplicação potencial da aloe-emodina para estirpes *de C. albicans* resistentes a medicamentos e verificou que a aloe-emodina numa concentração de 10 µM mais LED 400-780 nm com uma densidade de energia de 4,8 J/cm^2 é um PS eficaz em A-PDT	10 µM a 400-780 nm LED (69)
Ribo flavina		375 nm (70)
Beta - vulgaris	Os PS naturais são significativamente eficazes na viabilidade de *C. albicans* (64)	He-Ne: 633 nm, e Nd-YAG: 532 nm (71)

Figura 7: Estrutura química do PS clinicamente utilizado (46)

(A)Photofrin® (hematoporphyrin or dihematoporphyrin ether)

(B) Visudyne® (verteporfin)

(C) 5-aminolevulinic acid (ALA)

(D) talaporfin sodium (LS11)

(E) Foscan® (temoporfin).

i. Critérios-chave de seleção para o PS :

- Acumulação selectiva e orientação: A PS deve ter a propriedade de acumulação selectiva em tecidos anormais ou infectados sem causar danos às células saudáveis (72) .

- Eficácia antimicrobiana: O PS deve reduzir eficazmente os microrganismos e os biofilmes microbianos em medicina dentária, especialmente em periodontia e implantologia (73) .

- Segurança e biocompatibilidade: O PS ideal não deve causar toxicidade para as células hospedeiras humanas nem apresentar o risco de descoloração dos dentes (74).

- Mecanismo de ação: O PS deve ser capaz de produzir ROS citotóxicos após ativação por uma fonte de luz adequada, levando à inativação de microrganismos patogénicos (75).

B. Iluminação

Cada PS tem um comprimento de onda de luz e uma intensidade de fluência diferentes que são necessários para uma ativação bem sucedida. Enquanto alguns PS podem ser activados com comprimentos de onda mais baixos para uma maior iluminação da superfície, outros podem fazê-lo com comprimentos de onda mais altos para uma penetração mais profunda. A otimização do tratamento pode ser conseguida selecionando o PS, o comprimento de onda de luz e a fluência corretos.

1. Fontes de luz

i. LASERS

Tradicionalmente, os lasers de árgon e os lasers de vapor metálico eram as principais opções para a PDT. Estes lasers incluem várias caraterísticas, incluindo uma saída de alta potência, a capacidade de bombear lasers de corante, o que, por sua vez, permite o acesso à gama de comprimentos de onda necessária para excitar as porfirinas, e o fácil acoplamento a fibras ópticas para utilização com endoscópios. (76)

- **Lasers de árgon e lasers de corante com bomba de árgon.**

Os dispositivos mais populares para o tratamento PDT incluem lasers de corante com bombeamento de árgon. Os corantes laser como a rodamina B, 101 e 640 podem ser utilizados para lasers de árgon. A utilização destes lasers requer um apoio técnico alargado. Devido à pequena secção transversal do feixe do laser de árgon, são necessários reajustes constantes para um alinhamento correto com o módulo de corante. Os lasers de árgon têm uma forte irradiância na linha de emissão (até 1 W/cm2). (76)

- **Lasers de estado sólido**

Os lasers de estado sólido, como os lasers Nd:YAG, são um novo avanço na tecnologia laser e podem ser utilizados na terapia fotodinâmica (PDT) de forma semelhante aos lasers de árgon e de vapor metálico. Oferecem um design mais compacto em comparação com os lasers anteriores, o que tem vantagens claras para as aplicações clínicas. Normalmente, são pulsados a frequências mais elevadas (na gama dos megahertz) e com durações mais curtas (menos de um milissegundo). Esses lasers emitem um comprimento de onda primário na faixa do infravermelho próximo, como 1064 nm para o Nd:YAG. (76)

- **Lasers de díodos**

Estes lasers poderão revolucionar a aplicação clínica da PDT. Os lasers de semicondutores são pequenos e têm alta potência. Podem ser utilizados nos modos CW ou pulsado (de picossegundos a milissegundos), o que os torna altamente versáteis. Estes dispositivos têm uma largura de banda de 6 nm, uma pequena fonte de alimentação e são normalmente arrefecidos a ar. Estes lasers são ideais para aplicações clínicas devido à sua portabilidade e facilidade de operação em laboratórios e ambientes clínicos. Normalmente, estão ligados a fibras ópticas e são perfeitos para a PDT endoscópica. Os lasers de díodo são utilizados para tratar várias lesões, incluindo as da cavidade oral. (77) (78) Atualmente, os lasers de díodo têm um único comprimento de onda de saída, o que limita a sua utilidade. No entanto, estão a ser desenvolvidos métodos para permitir módulos laser intercambiáveis com vários comprimentos de onda. (76)

ii. Candeeiros

As lâmpadas de alta potência com saída filtrada são atualmente utilizadas como fontes de PDT em ambientes clínicos. Normalmente, a manutenção das lâmpadas é mais conveniente e económica. As lâmpadas têm um espetro de saída mais alargado do que os lasers. Devido à vasta gama de comprimentos de onda emitidos pelas lâmpadas, é frequentemente necessário utilizar uma combinação de filtros de banda estreita, de passagem longa e de passagem curta. Os filtros de banda estreita escolhem especificamente o comprimento de onda da radiação numa gama de 10 nm. Os filtros de passagem longa são utilizados para reduzir a intensidade da radiação UV de alta potência que provém da lâmpada. Os filtros de passagem curta são normalmente necessários para reduzir a emissão de radiação infravermelha (IV) do filamento, que pode aquecer a área tratada e danificar a ótica da lâmpada. Embora tenha sido proposta a ideia de utilizar a PDT e a hipertermia em conjunto,(79) não é recomendada devido ao aumento da dor associada à hipertermia.

A eficiência das fontes de luz depende de vários aspectos, alguns dos quais podem ser simplificados considerando a ideia de "taxa de fluência efectiva total".(76) Este conceito tem em conta a irradiância do espetro incidente, a transmissão dos tecidos e as propriedades de absorção do PS. A dosimetria é crucial para efetuar comparações significativas entre diferentes fontes de luz. Quando se utiliza um laser, o comprimento de onda é determinado de forma inequívoca. Isto torna-se ainda mais complexo quando se utiliza uma fonte de luz de banda larga e, nesses casos, é imperativo fornecer constantemente a irradiância do espetro. O que é necessário é a dosagem fotodinâmica óptima. A taxa de fluência efectiva total sugere que a luz verde pode ser mais eficaz a uma profundidade de 2 mm, enquanto que, para além disso, a luz vermelha parece ser mais eficaz para a PDT. As lâmpadas são portáteis e fáceis de utilizar. Estes dispositivos emitem luz numa vasta área e podem ser ligados a enormes guias de luz com uma grande secção transversal. Por outro lado, é difícil transferir eficazmente a saída de uma lâmpada para fibras ópticas curtas sem reduzir significativamente a sua potência. Devido a estes factores, a utilização de lâmpadas tem sido limitada ao tratamento de lesões cutâneas. (76)

- **Lâmpadas de halogéneo de quartzo com filamento de tungsténio**

Estas fontes são essencialmente incandescentes, sendo o filamento de tungsténio aquecido a cerca de 3000 K. A esta temperatura, é libertada uma quantidade significativa de radiação ótica no espetro do UV ao infravermelho próximo. Pottier e Kennedy (80) introduziram a utilização destas lâmpadas na PDT. Estas lâmpadas têm a capacidade de emitir uma densidade de potência máxima de 250 miliwatts por centímetro quadrado ao longo de uma vasta gama de comprimentos de onda de 350 a 850 nanómetros. A saída destas fontes pode ser ligada a um guia de luz líquido. Estas lâmpadas são principalmente utilizadas para ALA-PDT tópica, que se refere à terapia fotodinâmica efectuada após a aplicação tópica de ácido 5-aminolaevulínico.

O PS visado nesta terapia é a protoporfirina IX, que tem a sua maior absorção a 635 nm.

- **Lâmpadas de arco de xénon**

Estas lâmpadas geram radiação utilizando um arco elétrico entre eléctrodos na presença de vapor de xénon. Podem ser uma fonte de luz potencial para a PDT. O seu amplo espetro de emissão (300-1200 nm) e a sua elevada potência (até 8 W para exposição direta e 1 W utilizando um guia de luz líquido) resultam em taxas de fluência teóricas de várias centenas de mW/cm2. Estas fontes são principalmente utilizadas para a terapia fotodinâmica do cancro da pele não melanoma e de outras doenças da pele. (81) (82) (83)

- **Lâmpadas de halogeneto de metal**

Estas lâmpadas utilizam uma mistura de vapor de mercúrio e de iodetos metálicos, inflamados por eletricidade. O espetro de emissão é amplo, com linhas de emissão que variam consoante o gás utilizado para encher a lâmpada. Estas lâmpadas de banda larga são outra opção para fontes de luz PDT. Podem ser utilizados filtros para escolher a banda de onda para a saída espetral na região de 590-720 nm. A gama de irradiação é de 10 a 250 mW/cm2 e a área de tratamento pode atingir 20 cm de diâmetro. Ao contrário das lâmpadas de arco de xénon e de filamento de tungsténio, estas fontes são utilizadas diretamente. (76)

- **Lâmpada de sódio com revestimento de fósforo**

Esta lâmpada funciona de forma semelhante às lâmpadas de iodetos metálicos, produzindo uma descarga eléctrica com vapor de sódio . Os fósforos na superfície da lâmpada absorvem as linhas de sódio e emitem numa zona distinta, comparável aos lasers de corante. O espetro de saída abrange 590-670 nm e a intensidade é de 25-100 mW/cm2. (84)

- **Lâmpadas fluorescentes**

Estas fontes oferecem uma abordagem única de PDT. As suas propriedades espectrais reflectem a absorção da protoporfirina IX, o que limita a sua utilização à TFD tópica com ALA em tecidos superficiais. (85)

iii. LASER vs. Lâmpada

Os estudos que comparam lasers e lâmpadas como fontes de luz para a PDT são limitados. (86) (87) (88) A luz laser é monocromática e forte, reduzindo o tempo necessário para administrar a dose de PDT. Por outro lado, as lâmpadas oferecem uma gama diversificada de comprimentos de onda com taxas de fluência mais baixas. No entanto, atualmente, os lasers são a melhor opção como fonte de luz devido à sua qualidade de feixe, acessórios dedicados e potência de saída. Os lasers podem produzir feixes colimados homogéneos utilizando vários difusores de luz e microlentes, o que os torna convenientes para a iluminação direta de lesões em áreas acessíveis da cavidade oral. As lâmpadas não podem ser utilizadas com fibras ópticas pequenas devido à fraca qualidade do feixe, ao seu enorme tamanho e à baixa densidade de potência. (76)

iv. Díodo emissor de luz (LED)

O avanço da tecnologia LED tornou prática, nos últimos anos, a sua aplicação na fototerapia, nomeadamente na PDT. A tecnologia LED apresenta inúmeras vantagens para utilização clínica e laboratorial. Os comprimentos de onda de emissão vão desde os UVA (350 nm) até aos infravermelhos próximos (1100 nm). Os LEDs são vantajosos devido à sua acessibilidade e adaptabilidade. O facto de serem alimentados por pilhas torna-os completamente portáteis. Além disso, podem ser utilizadas combinações geométricas alternativas para tratar locais anatómicos difíceis no rosto e na cabeça, onde as curvaturas principais podem dificultar os sistemas tradicionais de fornecimento de luz. Estão a ser desenvolvidos protótipos para a utilização de LEDs em fototerapia e PDT. (76)

Quadro 2: Quadro que descreve os vários factores envolvidos nos critérios de seleção da fonte de luz.

Fator	Descrição
Gama de comprimentos de onda de luz	600-900 nm (ideal para a penetração nos tecidos); abaixo de 600 nm não é adequado devido à absorção da luz pelas moléculas endógenas, acima de 900 nm a energia dos fotões é insuficiente para gerar O^1_2 espécies. (89)
Luz ideal para PDT	Luz vermelha (630-700 nm); penetra 0,5-1,5 cm no tecido. (90) (91)

Factores de tratamento PDT	Depende da indicação, do tamanho, da forma e da localização anatómica da lesão, bem como da intensidade uniforme da luz para um cálculo exato da dose. (90) (91)

Tabela 3: Tabela que mostra os tipos de fontes de luz utilizadas no a-PDT com as suas vantagens e desvantagens

Tipos de fontes de luz	**Descrição**
Fontes de luz não coerentes: lâmpadas de sódio revestidas de fósforo, de filamento de tungsténio, de halogéneo de quartzo, de arco de xénon, de halogenetos metálicos. (46)	Vantagens das fontes de luz não coerente - Produzem múltiplos espectros de comprimentos de onda, são seguras, pouco dispendiosas, cobrem grandes áreas, são fáceis de utilizar, é possível selecionar comprimentos de onda com filtros. (90) (91) (92) (93) Desvantagens das fontes de luz não coerente - Produzem calor significativo, baixa intensidade de luz, fraco controlo da dose. (90)
Lasers: lasers de corantes com bombeamento de vapor de ouro	**Vantagens dos lasers** - Fonte de luz viável, alta precisão.

ou de cobre, lasers de corantes com bombeamento de árgon, lasers de corantes com bombeamento de KTP ou Nd/YAG. (46)	(90) **Desvantagens dos lasers** - Complexos, trabalhosos e dispendiosos. (94) (90) (91) (95)
Sistemas baseados em LED: emergentes, económicos, portáteis, com pontas personalizáveis para uma difusão uniforme. (46)	**Vantagens dos sistemas LED** - Económicos, portáteis, fáceis de manusear, formas personalizáveis para pontas de fibra. (90) (91) (92)

2. Critérios de seleção das fontes de luz e seleção do comprimento de onda na terapia fotodinâmica antimicrobiana em medicina dentária

Os principais critérios de seleção para as fontes de luz incluem o tipo de PS, a concentração, o tempo de pré-irradiação, o tipo de luz, o comprimento de onda, a energia, a potência e o modo de emissão da luz (96) (97). A seleção do comprimento de onda na a-PDT para aplicações dentárias é determinada com base na ativação de um PS não tóxico por luz visível de comprimento de onda apropriado na presença de oxigénio para produzir ROS (ROS) que causam danos irreversíveis aos microrganismos (97) (73). As tendências actuais na seleção de fontes de luz para a-PDT em medicina dentária envolvem a utilização de lasers de baixa potência com comprimentos de onda de luz visível adequados, bem como o aperfeiçoamento constante de protocolos para facilitar a integração da a-PDT na prática clínica (96) (97) (98)

(99). No entanto, é importante notar que ainda não existe consenso sobre um protocolo padrão (73) . Critérios-chave de seleção das fontes de luz na a-PDT:

- O tipo de PS, a concentração e o tempo de pré-irradiação são factores cruciais na seleção de fontes de luz para a-PDT em medicina dentária (97) .
- O tipo de luz, o comprimento de onda, a energia, a potência e o modo de fornecimento de luz são também critérios importantes a considerar na seleção de fontes de luz para a-PDT em aplicações dentárias (96) (97).

3. Seleção do comprimento de onda em a-PDT: Desafios e considerações

A seleção do comprimento de onda na a-PDT para aplicações dentárias é determinada com base na ativação de um PS não tóxico por luz visível de comprimento de onda adequado na presença de oxigénio para produzir ROS (ROS) que causam danos irreversíveis aos microrganismos (97)(73) . Não existe consenso sobre um protocolo padrão para a-PDT em medicina dentária, destacando os desafios e considerações na escolha do comprimento de onda apropriado para esta aplicação (73) . Os critérios de seleção das fontes de luz na a-PDT em medicina dentária englobam vários parâmetros relacionados com o PS, tipos de luz e sistemas de entrega. A seleção do comprimento de onda é crucial para a ativação do PS e a produção de espécies reactivas de oxigénio. Embora as tendências actuais indiquem a utilização de lasers de baixa potência com comprimentos de onda de luz visível, a falta de um protocolo padrão sublinha os desafios e considerações na escolha do comprimento de onda apropriado para a-PDT em aplicações dentárias (96) (97) (73) (98) (99) .

C. Papel do oxigénio

O oxigénio molecular é o terceiro elemento crucial no processo de PDT. A produção de peroxidase (ROS) durante a PDT requer oxigénio. A concentração de oxigénio nos tecidos tem um impacto direto na eficácia da PDT. Surge um fenómeno de depleção de oxigénio nas células quando a taxa a que o oxigénio é utilizado pela reação fotodinâmica excede a taxa a que o oxigénio se difunde na região irradiada. Uma das principais questões actuais é a avaliação em tempo real dos níveis de oxigénio nos tecidos, tanto antes como durante a TFD. Isto permite a otimização do resultado da TFD, modificando a taxa de fluência da luz (prolongando a duração da irradiação para manter a dose total de luz) ou adoptando uma dose de luz fraccionada.(100) Foram utilizados vários sensores para medir a concentração de oxigénio em meios biológicos, explorando agentes de imagiologia. (101)

1. EROs e radicais livres

Cerca de 20% da atmosfera é constituída por oxigénio. Os seres humanos inalam $O^3{}_2$ no seu estado fundamental estável, que entra no corpo através da respiração e subsequentemente se liga aos glóbulos vermelhos para distribuição por todo o corpo. A concentração de $O^3{}_2$ transportada para os tecidos periféricos é pequena, aproximadamente 1/150 da presente no ambiente, e é absorvida pelas células. Subsequentemente, o $O^3{}_2$ que atravessou a membrana celular envolve-se em processos enzimáticos específicos dentro das mitocôndrias para produzir energia. Em seguida, funciona como agente oxidante, provocando a redução do oxigénio e a sua transformação em H_2 O. Quando os átomos, moléculas ou iões perdem electrões, são classificados como oxidados, e quando ganham electrões, são classificados como reduzidos.(54)

As espécies reactivas de oxigénio são os subprodutos das reacções que ocorrem durante o equilíbrio de oxidação-redução do oxigénio nas células. Exemplos de ERO incluem aniões superóxido (O2-), H O_{22} , -OH, e $O^1{}_2$, que são extremamente reactivos. Os radicais, pelo contrário, referem-se a uma vasta categoria de compostos extremamente reactivos e instáveis que possuem um ou mais "electrões não emparelhados". Quando estas moléculas instáveis danificam os tecidos biológicos, os tecidos que não possuem electrões transformam-se em radicais livres, iniciando assim uma sequência de eventos em cascata.

Entre todos os ERO, o $O2\text{-}^3$ e o -OH são classificados como radicais livres, sendo o -OH o mais altamente reativo(35). O -OH é gerado através da reação de Fenton (102) envolvendo iões de metais de transição como Cu2+ e Fe2+ e H O_{22} , bem como pela exposição de H O_{22} a luz de alta intensidade no espetro de luz ultravioleta (UV) a azul (103). Assim, o -OH aniónico gerado pela fotólise do H O_{22} é utilizado em medicina dentária para fins de esterilização (104) (105) (106) e branqueamento dentário (107) (108). Em contrapartida, $O^1{}_2$ e H O_{22} são classificados como ROS não radicais. $^1O_2$ desempenha um papel crucial no mecanismo de ação do a-PDT, como se explica a seguir. Investigações anteriores demonstraram que a atividade da a-PDT em endodontia está fortemente associada aos ERO, particularmente -

OH e O .$^{1}{}_{2}$

Figura 8: Reação dos radicais livres e dos ERO (54)

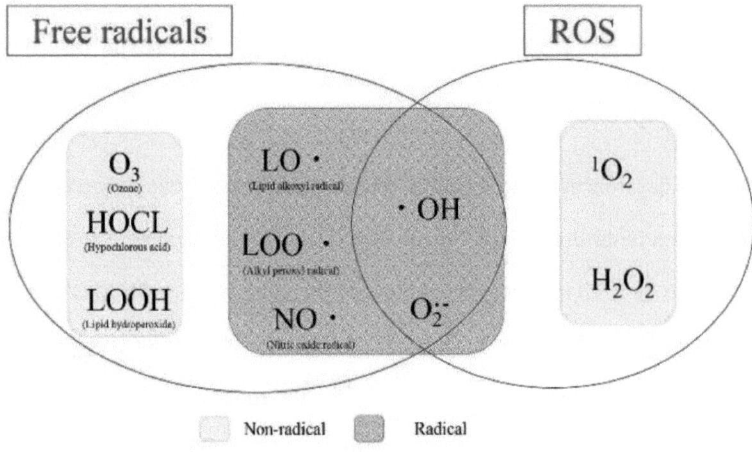

Figura 9: Aplicação de espécies redox de oxigénio (54)

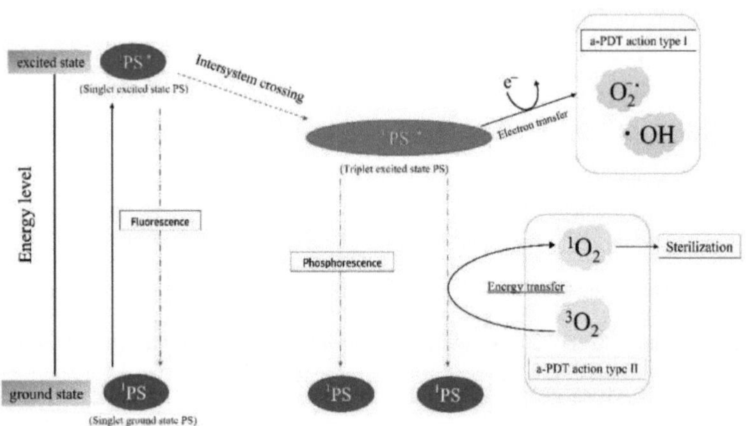

IV. Parâmetros clínicos para a terapia fotodinâmica antimicrobiana

A terapia fotodinâmica antimicrobiana (a-PDT) surgiu como um tratamento adjuvante eficaz para várias infecções orais em medicina dentária, oferecendo uma alternativa promissora às abordagens antimicrobianas convencionais. Os parâmetros relativos ao PS e ao sistema de emissão de luz são cruciais para a natureza multifatorial do mecanismo de ação da a-PDT (109). O tipo de PS, a concentração, o tempo de pré-irradiação, o tipo de luz, o comprimento de onda, a energia, a potência e o modo de emissão da luz são parâmetros essenciais a considerar quando se utiliza a-PDT em medicina dentária (96). O comprimento de onda da luz, a energia e a potência são parâmetros importantes a considerar para a ativação dos PS para produzir espécies reactivas de oxigénio citotóxicas, levando à inativação de microrganismos patogénicos (73).

A. Preparação do local de tratamento para a-PDT em medicina dentária

O local da operação é preparado através da aplicação de um corante PS, como a eritrosina, e da utilização de um díodo emissor de luz azul (LED) para a-PDT (110). O PS é lavado durante um período de pré-irradiação específico para corar todo o biofilme bacteriano, seguido de irradiação com LED num comprimento de onda específico e exposição radiante (110).

B. Seleção de doentes

a-PDT surgiu como uma técnica eficaz e complementar para a redução microbiana em medicina dentária, envolvendo a aplicação de um corante PS seguido da exposição a lasers de baixa potência com comprimentos de onda de luz visível adequados (96) Devem ser seguidos protocolos específicos para cada aplicação, abrangendo o tipo de PS, a concentração, o tempo de pré-irradiação, o tipo de luz, o comprimento de onda, a energia, a potência e o modo de emissão da luz (96) A PDT tem sido utilizada em várias especialidades da medicina dentária, incluindo cirurgia, periodontia, endodontia, implantologia, ortodontia e pediatria (96) A seleção de pacientes para a-PDT em medicina dentária deve considerar o tipo de infeção oral, a composição microbiana da infeção e os potenciais benefícios da a-PDT em termos de redução microbiana e reparação tecidular. A a-PDT tem sido sugerida como uma abordagem dupla à reparação tecidular, ao alívio da dor e à melhoria da qualidade de vida relacionada com a saúde oral, o que torna importante considerar a perceção do paciente sobre a doença e a sua melhoria. (111)

Os procedimentos e parâmetros normalizados para a a-PDT em medicina dentária são cruciais para a sua implementação bem sucedida. A a-PDT envolve a aplicação de um corante PS seguido da exposição a lasers de baixa potência com comprimentos de onda de luz visível adequados. (96). No entanto, não existe atualmente um consenso sobre um protocolo padrão para a-PDT em medicina dentária, uma vez que foram comunicados protocolos diferentes, mesmo com o mesmo PS e para o mesmo campo de aplicação (109). Os investigadores têm vindo a aperfeiçoar constantemente os protocolos para facilitar a integração da a-PDT na prática clínica, particularmente em dentisteria pediátrica, onde a gestão de microrganismos durante os tratamentos dentários é um grande desafio (96) . A utilização clínica da a-PDT pode ser limitada por factores que reduzem o efeito antimicrobiano, e as formas de irradiação e a estabilidade do PS desempenham um papel importante na a-PDT clínica (112).

Quadro 4 : Estudos efectuados com EM (109)

	MB-Perio/Peri-Implantitis 8 Papers	MB-Endo 3 Papers	MB-Caries 4 Papers	MB-Halitosis 1 Paper
Photosensitizer concentration (mg/mL)	0.05–10 10 *	5, 10, 25	0.05–0.1 0.1 *	0.05
Incubation time (min)	1–5	2, 5, 2 *	5	5
Power (mW)	60–150 100 *	100	100	100
Irradiation time (s)	48–133 60 * or 90 *	60, 180, 300	90–180 90 *	90
Tip (µm)	200–600 600 *	200, 300, 450	1900	1900
Number of sessions	1–3 1 *	1	1	1

Quadro 5 : Estudos efectuados com TBO (109)

	TBO-Perio 1 Paper	TBO-Caries 1 Paper	TBO-Olp 2 Papers
Photosensitizer concentration (mg/mL)	1	0.1	1
Incubation time (min)	1	5	10
Power (mW)	200	20	10
Irradiation time (s)	30	90	150
Tip/spot size	800 µm diffusor	1 cm^2	1 cm^2
Number of sessions	3	2	8

Quadro 6 : Estudo efectuado com verde de indocianina (ICG) (109)

Tabela 7: Estudo efectuado com o conjugado de polietilenoimina e clorina (e6) (PEI-ce6) (109)

	PEI-ce6-Endo 1 Paper
Photosensitizer concentration (mg/mL)	3.6
Incubation time (min)	2
Power (mW)	40
Irradiation time (s)	240
Tip (µm)	200
Number of sessions	1

V. Integração da terapia fotodinâmica PDT nas abordagens de tratamento actuais

A terapia fotodinâmica (PDT) está a ser cada vez mais integrada na medicina dentária pediátrica devido à sua eficácia no tratamento de infecções microbianas e à sua natureza minimamente invasiva.

A terapia fotodinâmica (PDT) está a ganhar reconhecimento na odontopediatria devido às suas caraterísticas menos intrusivas e à sua eficácia no tratamento de infecções microbiológicas. A terapia fotodinâmica (PDT) emprega um químico fotossensibilizador ativado pela luz, gerando ROS que erradicam especificamente os germes, preservando os tecidos saudáveis adjacentes. Este atributo distinto torna a PDT especialmente adequada para aplicações pediátricas, onde o conforto, a segurança e o alívio da ansiedade são fundamentais durante os procedimentos dentários. Uma das principais aplicações da PDT em odontopediatria é o tratamento da cárie precoce da infância (CEC), um problema generalizado que frequentemente requer intervenções desagradáveis para crianças pequenas. A PDT oferece uma opção minimamente invasiva ao diminuir acentuadamente as bactérias cariogénicas, incluindo o Streptococcus mutans, nas lesões cariosas, desacelerando ou prevenindo assim o avanço da cárie dentária e diminuindo a necessidade de uma preparação invasiva e extensa da cavidade através das técnicas tradicionais.(113)

A terapia fotodinâmica (TFD) também é eficaz no tratamento da gengivite e das doenças periodontais, que são comuns entre os pacientes jovens, particularmente os adolescentes. Como adjuvante da terapia convencional, a PDT pode melhorar os resultados do desbridamento mecânico, diminuindo acentuadamente a inflamação gengival e a carga bacteriana, oferecendo um método indolor e eficiente para o controlo das doenças periodontais. (22) Adicionalmente, foi demonstrado que a PDT é eficaz na desinfeção de dentes decíduos doentes, particularmente quando confrontados com uma anatomia intrincada do canal radicular e uma tolerância restrita do paciente para tempos de consulta prolongados. A PDT diminui a necessidade de irrigantes químicos, melhorando assim a taxa de sucesso dos procedimentos endodônticos, preservando uma técnica minimamente invasiva.(114)

Além disso, a PDT tem sido investigada para o tratamento de várias doenças dos tecidos moles orais, incluindo estomatite aftosa recorrente e infecções da mucosa. A terapia fotodinâmica (PDT) é uma abordagem eficaz para encurtar a duração da cicatrização e aliviar a dor no tratamento de úlceras aftosas que envolve uma única sessão de exposição. (115)

À medida que a investigação avança, a aplicação da TFD em odontopediatria evolui, enfatizando a otimização dos PS concebidos para crianças e o aperfeiçoamento dos métodos de aplicação da luz para melhorar a eficácia do tratamento e o conforto. Isto corresponde à tendência geral para metodologias menos invasivas e centradas no paciente no tratamento dentário pediátrico, tornando a PDT um instrumento essencial na gestão de problemas de saúde oral em pacientes jovens.

A PDT demonstra uma gama de aplicações em odontopediatria, apresentando uma alternativa viável aos tratamentos tradicionais, especialmente para as cáries da primeira infância (114), gengivite (116), e lesões de tecidos moles (96). A capacidade de proporcionar um controlo microbiano eficaz com o mínimo de desconforto torna-a uma escolha atractiva para os doentes pediátricos, melhorando assim os resultados clínicos e, ao mesmo tempo, a experiência global do doente.

A. Efeito sobre os biofilmes orais

Os biofilmes orais são estruturas complexas e bem organizadas. A gestão dos biofilmes orais na doença dentária é o fator mais importante para alcançar a eficácia do tratamento com resultados clínicos positivos a longo prazo. A maior parte da massa do biofilme é constituída por substância polimérica extracelular (EPS). Esta é composta por polissacáridos, lípidos, proteínas e ADN extracelular. Esta substância forma uma barreira natural e protege os microrganismos do biofilme do stress ambiental externo e impede a difusão fácil de agentes antimicrobianos e de agentes fotossensibilizadores. Um agente fotossensibilizador (PS) ideal deve difundir-se através da matriz de EPS para se aproximar dos micróbios alvo, o que é influenciado pelo tipo de agente PS, a concentração, a carga superficial e o grupo funcional. Alguns estudos tentaram ajustar a carga do PS revestindo-o com nanopartículas para aumentar a interação com as células microbianas e melhorar as propriedades antimicrobianas. (117). As ERO geradas no exterior dos micróbios podem também atacar as moléculas de EPS e dispersar-se na matriz. Verificou-se que o porfimer de sódio, um PS, é eficaz contra o biofilme em diferentes substratos. O extrapolissacarídeo, um componente crucial da matriz do EPS, é também essencial para a formação e maturação do biofilme. Estudos demonstraram que o conteúdo de eDNA em biofilmes de C. albicans é significativamente reduzido quando submetido a um tratamento a-PDT mediado por TBO, reduzindo potencialmente a resistência antifúngica e prejudicando a integridade estrutural dos biofilmes de C. albicans. (118). Técnicas de microscopia eletrónica e métodos de biologia molecular, como a microscopia eletrónica de varrimento (119)(120) e a microscopia eletrónica de transmissão (121) a-PDT demonstrou causar enrugamento, distorção da superfície celular e perfil celular desintegrado em alguns micróbios orais. (122)(123). O stress oxidativo produzido num procedimento de a-PDT pode ser dependente do contacto ou independente. (124) Os metais de transição, em especial o Fe, presentes intracelularmente, decompõem os peróxidos lipídicos em radicais livres. Estes peróxidos lipídicos são biomarcadores cruciais do stress oxidativo e causam a rutura da membrana celular, aumentando assim a permeabilidade celular. (125) O potencial antimicrobiano da a-PDT é assim evidente pelo aumento da permeabilidade da membrana celular bacteriana e pela fuga de iões e metabolitos, causando a morte celular.

Um estudo que avaliou a oxidação fotodinâmica da membrana de E. coli mostrou que estes micróbios, que têm uma maior concentração de cadeias de acilo gordo insaturadas nas suas membranas celulares, são mais susceptíveis de sofrer oxidação. (126)Alguns estudos sugerem que as ROS têm como alvo a membrana celular e os constituintes da parede celular. No entanto, foi evidenciado que os danos no ADN são cruciais para causar a morte celular, o que é explicado por várias vias que levam à foto clivagem do ADN celular. (127)(128)(129) Embora seja possível a foto-clivagem do ADN, é necessário que a ação localizada do fotodímero (PS) esteja muito próxima do ADN celular. Isto requer a utilização de um agente fotossensibilizador adequado, a concentração do agente utilizado e a duração da iluminação da luz. (130)

B. Terapia fotodinâmica no tratamento da polpa

A investigação avaliou a eficácia da PDT em comparação com as técnicas convencionais utilizadas na terapia pulpar para a dentição primária. No entanto, existem poucas provas diretas sobre os resultados a longo prazo da PDT em odontopediatria para a terapia pulpar. (131)

A terapia fotodinâmica (PDT) e a terapia laser de baixa intensidade (LLLT) demonstraram o seu potencial para aumentar a eficácia da terapia pulpar no domínio da medicina dentária juvenil. A terapia fotodinâmica dentária (PDT) demonstrou ser muito bem sucedida na redução substancial das bactérias causadoras de cáries. Uma investigação demonstrou que uma exposição de 60 segundos à terapia fotodinâmica (PDT) erradicou os micróbios anaeróbios nas cavidades dentárias, enquanto uma exposição de 30 segundos diminuiu muito a sua presença (72). A terapia fotodinâmica (PDT) demonstrou eficácia na atenuação da dor pós-operatória após procedimentos endodônticos. Os pacientes submetidos a terapia fotodinâmica (PDT) relataram níveis de dor marcadamente reduzidos às 24 e 72 horas após o tratamento, em comparação com o grupo de controlo (46). Num período de 36 meses, a LLLT mostrou taxas de sucesso semelhantes a outros métodos, como o formocresol, sem disparidades notáveis nas taxas de sucesso globais (131).

C. Terapia fotodinâmica na hipominiralização de incisivos molares

A terapia fotodinâmica (PDT) tem-se mostrado promissora no tratamento da hipomineralização dos incisivos molares (MIH), um defeito de desenvolvimento do esmalte que aumenta o risco de cárie e hipersensibilidade. a-PDT tem sido utilizada eficazmente para descontaminar lesões cariosas e controlar a hipersensibilidade em dentes afectados por MIH. Esta abordagem envolve a remoção química-mecânica selectiva de tecido cariado seguida de a-PDT, que tem mostrado resultados promissores em contextos clínicos (137) (138) (139). Os estudos em curso estão a avaliar os efeitos clínicos da a-PDT em dentes permanentes com MIH severa e sensível. Estes estudos envolvem a aplicação de a-PDT seguida de tratamentos de restauração, com acompanhamento para avaliar a eficácia ao longo do tempo (138)(139). Foi relatado que a LLLT controla a hipersensibilidade em dentes afectados por HIM, melhorando a qualidade de vida relacionada com a saúde oral (OHRQoL). Esta terapia envolve a aplicação de um laser de baixa intensidade para reduzir a dor e a sensibilidade (140) (141) . Anestesia A LLLT também tem sido explorada pelo seu potencial para aumentar a eficácia da anestesia durante tratamentos dentários em doentes com HMI, embora os resultados não tenham demonstrado qualquer diferença significativa nos valores da dor em comparação com os métodos tradicionais (141).

Tabela 8: C omparação da terapia convencional versus a-PDT

Aspeto	Terapia convencional	Terapia fotodinâmica (PDT)
Abordagem	Envolve a remoção mecânica de cáries e a utilização de materiais de restauração	Utiliza um agente fotossensibilizador e uma fonte de luz para provocar danos oxidativos nos micróbios causadores e a sua eliminação
Eliminação microbiana	As bactérias são removidas principalmente através de meios mecânicos e desinfectantes.	Atinge elevadas taxas de descontaminação (69,88% a 86,29%) através da ativação do PS por laser, matando eficazmente bactérias como *S. mutans*, *Lactobacillus spp.* e *E. faecalis (142)(143)*
Micróbios alvo	Redução geral da carga bacteriana, mas depende da remoção completa dos tecidos infectados	*P. gingivalis*, *P. intermedia*, *E. faecalis* , *F. nucleatum*, *P. micros*, *P. endodontalis* (144)(145)(146)(147)(148)
Invasividade	Requer a remoção da dentina afetada, podendo levar à perda de estrutura dentária	Minimamente invasivo, centrado na destruição bacteriana sem remoção

		excessiva de tecido saudável(149).
Eficácia na carga bacteriana residual	Pode deixar bactérias residuais em cáries profundas em caso de remoção selectiva de cáries A redução de UFC após a remoção mecânica da cárie foi de 76,4% (150)	Reduz significativamente as bactérias mesmo após a remoção selectiva de cáries, reduzindo as contagens microbianas até 92,6% quando utilizado em conjunto com técnicas convencionais A redução de UFC com a PDT foi de 92,6%. (150)
Duração do tratamento	Normalmente, mais rápido, uma vez que envolve a remoção direta e a restauração de lesões de cárie	Necessita de tempo para pré-irradiação e exposição ao laser (151)
Re-infeção	Podem ocorrer cáries secundárias nas margens das restaurações existentes devido a micro-alargamento e/ou remoção incompleta de cáries	A PDT demonstrou conseguir uma redução considerável da microinfiltração, reduzindo a carga microbiana e diminuindo as hipóteses de início de cáries secundárias.(21)

VI. PDT em medicina dentária para crianças com necessidades especiais de cuidados de saúde

A PDT é considerada uma abordagem alternativa promissora para eliminar doenças periodontais em crianças com deficiência, uma vez que demonstrou eficácia no tratamento de lesões orais e bactérias cariogénicas (152). Tem sido utilizada para tratar vários problemas periodontais, curetagem gengival e remoção de pigmentação melânica em medicina dentária, o que indica a sua versatilidade na abordagem de diferentes problemas de saúde oral (153) . A TFD demonstrou potencial no tratamento da leucoplasia oral, do líquen plano oral e do carcinoma de células escamosas da língua e do lábio, o que evidencia a sua ampla aplicabilidade na gestão das doenças orais (154). No entanto, a utilização da PDT na população pediátrica ainda se encontra nas fases iniciais de avaliação em ensaios clínicos, devido a regimes de tratamento pouco desenvolvidos e a potenciais efeitos secundários, o que indica a necessidade de mais investigação e de aperfeiçoamento dos protocolos para utilização pediátrica (155) .

A. Terapia fotodinâmica em medicina dentária para crianças com fenda palatina

A PDT tem sido utilizada para a prevenção e o tratamento da mucosite oral associada à dor oral pós-cirúrgica, com todos os estudos a relatarem benefícios terapêuticos e sem efeitos adversos. (156)

Os doentes diagnosticados com fenda palatina são frequentemente submetidos a um encerramento cirúrgico do palato para restabelecer a interligação entre as cavidades nasal e oral, melhorando assim a capacidade de falar e de se alimentar (152). No entanto, o tratamento tradicional da fenda palatina resulta frequentemente na retenção de uma cicatriz no palato, o que dificulta o crescimento e o desenvolvimento da face média e do complexo dento- maxilar (153). Consequentemente, pode ser necessária uma intervenção cirúrgica e ortodôntica adicional para conseguir a expansão da arcada superior.(154)

Investigações anteriores demonstraram que a terapia fotodinâmica (PDT) com 5-ALA é eficaz no tratamento de cicatrizes cirúrgicas. Vários estudos indicaram que a terapia fotodinâmica (PDT) afecta a cicatrização de feridas e o desenvolvimento de cicatrizes, influenciando a atividade dos fibroblastos e alterando os componentes da matriz protetora (155). No entanto, existe uma escassez de literatura que investigue o impacto da PDT no tecido da mucosa oral, particularmente nos tecidos cicatriciais palatinos. Concentrações ultrabaixas de terapia fotodinâmica com 5-ALA aumentaram o crescimento e o movimento dos fibroblastos dérmicos humanos através do aumento das ROS intracelulares. (157)

Vichitrananda V et al, em 2024, efectuaram um estudo que investigou o impacto da PDT com 5-ALA na migração de células de fibroblastos palatinos. Os autores recomendaram que a condição para inibir a migração de fibroblastos palatinos sem causar danos às células é a PDT de 0,1 mM de 5-ALA combinada com um LED vermelho de 635 nm a 50 mW/cm2 e 10J/cm2.

Este estudo ofereceu uma nova perspetiva sobre o impacto da TFD com 5-ALA nos fibroblastos palatinos humanos em relação à migração celular. Este conhecimento tem um valor potencial para a futura implementação prática da terapia de cicatrizes palatinas. (158)

B. Terapia fotodinâmica em medicina dentária para crianças com problemas sistema imunitário

Nos seres humanos, a Síndrome de Down (SD) é uma condição hereditária altamente prevalente, com uma apresentação clínica frequente de Doença Periodontal (DP) (159). O tratamento periodontal tradicional e o controlo da higiene oral são altamente recomendados para indivíduos com SD e têm mostrado resultados satisfatórios (160). No entanto, o sistema imunitário deficiente dos doentes com SD reduz a eficácia dos tratamentos convencionais adicionais, como a cirurgia periodontal e a medicação antibiótica sistémica ou local (161) (162) Além disso, o uso prolongado de antibióticos sistémicos não deve ser contemplado devido à maior suscetibilidade à resistência bacteriana.

Os indivíduos com SD não conseguem frequentemente manter uma higiene oral adequada, o que resulta na acumulação de um biofilme resistente aos antibióticos (11)(163). A utilização de agentes de administração local ou tópica de antibióticos, sob a forma de pastilhas, fibras ou colutórios, pode não ser eficaz em doentes que não cooperam. Para além disso, a aplicação persistente de clorhexidina pode causar descoloração dos dentes (164).

Foram realizados ensaios clínicos para avaliar a utilização suplementar de a-PDT noutros grupos de pacientes com um estado imunológico comprometido, incluindo aqueles com diabetes e indivíduos seropositivos. Os resultados indicaram que o uso suplementar de a-PDT poderia ser vantajoso para a terapia periodontal nestas populações específicas (165)(166). A administração terapêutica de a-PDT não é tóxica e é simples, e não apresenta quaisquer interações sistémicas (167). A estimulação da geração de $O^1{}_2$ é um resultado desejado em indivíduos com sistemas imunitários danificados, uma vez que estes têm uma resposta imunológica reduzida às infecções (165)(166). A eficácia da a-PDT como agente adjuvante na terapia periodontal está ligada à sua atividade antibacteriana e à sua capacidade de reduzir a hemorragia, mas existe um debate na literatura sobre as suas vantagens (167)(168). Em termos de resultados clínicos, a utilização simultânea de ambos os métodos provou ser eficaz, como evidenciado pela resposta positiva dos pacientes à terapia e à redução da dor, hemorragia e inchaço dos seus tecidos periodontais. No entanto, investigação adicional deve examinar a utilização da a-PDT como tratamento suplementar na terapia periodontal, particularmente quando é aplicada várias vezes ou durante a terapia de manutenção (169).

C. Terapia fotodinâmica em medicina dentária para crianças com perturbações do espetro do autismo (PEA)

O autismo é uma condição de neurodesenvolvimento marcada por uma deficiência subtil na comunicação, na interação social e na capacidade de utilizar a linguagem e ideias complexas. A prestação de cuidados de saúde oral a estes pacientes pode ser complexa devido à sua incapacidade de articular sintomas de problemas dentários e à sua tendência para apresentar uma série de comportamentos e respostas a pequenas modificações. (170). Um obstáculo primário encontrado durante o tratamento dentário é a capacidade diminuída das crianças autistas para comunicar e estabelecer ligações com os outros (171). Questões adicionais como a incapacidade de regular as emoções, movimentos corporais repetitivos, hiperatividade associada a défice de atenção e baixa tolerância à frustração podem resultar em irritabilidade e expressões vocais peculiares (172). Os problemas perceptivos ou sensoriais abrangem os estímulos visuais, auditivos, olfactivos, gustativos (sabor e textura) e tácteis.

A terapia fotodinâmica (PDT) tem demonstrado resultados encorajadores no aumento da vontade de se submeter a tratamento dentário e na diminuição das perturbações comportamentais em crianças diagnosticadas com PEA(173). A investigação demonstrou que a PDT pode resultar em menos ansiedade dentária, menos dor e melhor comunicação em crianças diagnosticadas com PEA(173)A terapia fotodinâmica (PDT) tem sido utilizada em medicina dentária para tratar lesões orais e bactérias cariogénicas, oferecendo assim potenciais vantagens para estas crianças que podem ter dificuldades com a higiene oral. No entanto, estas crianças apresentam frequentemente problemas de colaboração, comunicação e comportamento inadequados, o que constitui um obstáculo à aplicação da PDT durante os procedimentos dentários (174). As crianças afectadas diagnosticadas com podem apresentar uma maior sensibilidade aos estímulos sensoriais, o que pode dificultar a sua familiarização com o ambiente oral (174). A investigação demonstrou que a PDT é uma intervenção bem sucedida e segura para crianças diagnosticadas com PEA, tendo-se observado um nível de cooperação mais elevado em comparação com as abordagens convencionais (175)Foram observados efeitos iniciais favoráveis da PDT nos resultados comportamentais de pacientes pediátricos com PEA, sugerindo a sua possível segurança e eficácia (176).

D. Considerações de segurança sobre a utilização da terapia fotodinâmica em Odontopediatria para crianças com necessidades especiais de cuidados de saúde

A terapia de fotobiomodulação (PBM), um tratamento biofotónico de baixa dose relacionado com a PDT, tem sido considerada segura e eficaz para várias aplicações clínicas em odontopediatria, incluindo a prevenção e o tratamento da mucosite oral associada à oncoterapia, dor oral pós-cirúrgica e pulpotomias, sem efeitos adversos relatados (177)A ausência de efeitos genotóxicos e mutagénicos da PDT é um fator importante para a segurança a longo prazo durante o tratamento, tornando-a uma abordagem terapêutica potencialmente segura para crianças com necessidades especiais de cuidados de saúde (178) .

- **Long-Term Outcomes of Photodynamic Therapy in Pediatric Dentistry for Children with Special Healthcare Needs (Resultados a longo prazo da terapia fotodinâmica em odontopediatria para crianças com necessidades especiais de cuidados de saúde):**

Estudos demonstraram que a PDT é altamente eficaz na redução dos tipos facultativos e obrigatórios de microrganismos cariogénicos na cárie dentária, indicando o seu potencial para a gestão a longo prazo da cárie dentária em crianças (25)(19)(179) Foi relatado que a PDT utilizando iluminação LED obtém excelentes resultados na desinfeção dos canais radiculares, o que sugere o seu potencial de sucesso a longo prazo nos tratamentos endodônticos em crianças (180).

Em conclusão, embora os benefícios da PDT em odontopediatria para crianças com necessidades especiais de cuidados de saúde sejam evidentes, incluindo a sua eficácia no tratamento de várias condições orais, existem desafios relacionados com a sua implementação e a necessidade de mais investigação para garantir a sua segurança e resultados a longo prazo nesta população específica de doentes. As considerações de segurança e os resultados a longo prazo da TFD em odontopediatria são áreas que requerem uma investigação mais centrada para estabelecer a sua eficácia e segurança em crianças com necessidades especiais de cuidados de saúde.

VII. Terapia fotodinâmica versus terapia convencional

A. Vantagens da terapia fotodinâmica antimicrobiana (a-PDT) em medicina dentária

- Estudos demonstraram que a a-PDT é eficaz na redução da carga microbiana nas bolsas periodontais e na superfície dos implantes dentários, com uma redução média da quantidade total de carga bacteriana de 99,3% (181) (182) (183). Um estudo avaliou o efeito de uma e duas sessões de a-PDT seguidas de destartarização e planeamento radicular (SRP) em comparação com a SRP isolada. Verificou-se que a combinação de duas sessões de a-PDT seguidas de SRP melhorou o ganho nos níveis de inserção clínica (CAL) (182). Isto sugere que, embora a a-PDT em si seja rápida, os seus benefícios podem alargar a eficácia dos tratamentos tradicionais.
- A terapia fotodinâmica antimicrobiana (a-PDT) demonstra um efeito antimicrobiano rápido. Por exemplo, bactérias como a Porphyromonas gingivalis, Streptococcus mutans e Enterococcus faecalis eram quase indetectáveis após 50, 100 e 120 segundos de aplicação da a-PDT, respetivamente (184). Isto indica uma duração de tratamento significativamente mais curta em comparação com os tratamentos antimicrobianos tradicionais, que muitas vezes requerem tempos de aplicação prolongados ou várias sessões.
- **Eficácia de uma única sessão:** A a-PDT pode frequentemente resolver infecções numa única sessão, o que é particularmente

benéfico em dentisteria pediátrica. Por exemplo, um relato de caso destacou o sucesso do tratamento de cáries profundas num molar primário numa única sessão, reduzindo o tempo de cadeira e preservando a vitalidade pulpar (142).

- **Desenvolvimento mínimo de resistência:** Ao contrário dos tratamentos antimicrobianos tradicionais, a a-PDT minimiza as hipóteses de desenvolvimento de resistência bacteriana.
- **Segurança:** A a-PDT é considerada segura em termos de tecido hospedeiro e da microflora normal existente na cavidade oral.

B. Desvantagens da terapia fotodinâmica antimicrobiana (a-PDT) em medicina dentária

Cerca de cinquenta por cento dos estudos sobre a-PDT apresentam parâmetros incompletos e existem diferentes protocolos, mesmo com o mesmo PS e para o mesmo campo de aplicação, o que torna difícil extrapolar recomendações seguras para uso clínico (96). Assim, ainda não existe consenso sobre um protocolo padrão para a-PDT, o que torna difícil a recomendação de parâmetros de irradiação específicos devido à heterogeneidade dos estudos (185). Para além disso, o equipamento não é rentável e os PS não estão facilmente disponíveis no mercado. A utilização do laser como fonte de luz na PDT exige o conhecimento da energia aplicada, dos seus efeitos fisiológicos nos tecidos-alvo e a implementação de uma técnica adequada.(186)(187)

C. Potenciais efeitos secundários da terapia fotodinâmica antimicrobiana (a-PDT) em medicina dentária

A terapia fotodinâmica antimicrobiana (a-PDT) é cada vez mais utilizada em medicina dentária devido à sua eficácia na redução da carga microbiana e no tratamento de várias infecções orais. No entanto, como qualquer tratamento médico, apresenta potenciais efeitos secundários.

Embora o a-PDT seja eficaz na esterilização das estruturas dentárias, pode levar a um pequeno aumento da temperatura da superfície (cerca de 5,8°C) e demonstrou não ter um efeito significativo na dureza da superfície dentária (188). No entanto, esse aumento de temperatura pode causar danos aos tecidos moles, dependendo da concentração do PS e das intensidades de laser aplicadas.(98). A utilização de certos PS, como os aglomerados de ouro, foi avaliada quanto aos seus efeitos citotóxicos. Estes estudos indicam que, embora eficazes contra as bactérias, os PS não afectam negativamente a adesão, a disseminação ou a proliferação de células de mamíferos em doses mais baixas (189)A a-PDT pode degradar substâncias orgânicas como a albumina e os lipopolissacáridos (LPS), que podem afetar os tecidos circundantes. Foram observadas reduções significativas destas substâncias pouco depois da aplicação da a-PDT (184). a-PDT pode modular as respostas inflamatórias, o que é benéfico na redução da carga bacteriana, mas pode também influenciar as reacções tecidulares locais (190). Apesar dos seus benefícios, existem desafios na normalização dos protocolos de PDT, incluindo a seleção dos PS e os tempos de exposição ideais. É necessária mais investigação para aperfeiçoar estes protocolos e obter resultados clínicos consistentes (73) (134) (180).

D. Limitações dos tratamentos antimicrobianos convencionais em medicina dentária

Os tratamentos antimicrobianos tradicionais em medicina dentária estão a enfrentar desafios devido à atual ameaça de resistência microbiana, levando os profissionais de medicina dentária a procurar diferentes abordagens antimicrobianas para tratar infecções orais (185). Esta resistência aos antibióticos pode desenvolver-se rapidamente, especialmente com o uso repetido ou incorreto de antibióticos, levando a um desafio global de saúde pública. Outros efeitos secundários comuns da terapia antibiótica tradicional incluem: (191)(192)(193),

1. **Problemas gastrointestinais**: Os antibióticos podem perturbar o equilíbrio das bactérias saudáveis no intestino, levando a condições como diarreia, náuseas, vómitos e até infecções mais graves como a colite por Clostridium difficile (C. diff).
2. **Reacções alérgicas**: Algumas pessoas podem sofrer reacções alérgicas aos antibióticos, desde erupções cutâneas ligeiras até anafilaxia grave. As alergias à penicilina são um exemplo bem conhecido desta situação.
3. **Resistência aos antibióticos**: A utilização excessiva ou incorrecta de antibióticos pode levar ao desenvolvimento de estirpes bacterianas

resistentes, tornando as futuras infecções mais difíceis de tratar. Este é um importante problema de saúde pública a nível mundial.

4. **Infecções oportunistas**: A utilização de antibióticos pode por vezes levar a infecções oportunistas, como infecções fúngicas, devido à eliminação de bactérias benéficas que normalmente ajudam a manter os agentes patogénicos sob controlo.
5. **Toxicidade para os órgãos**: Alguns antibióticos podem causar toxicidade em órgãos como o fígado ou os rins, especialmente com uma utilização prolongada. Por exemplo, os aminoglicosídeos são conhecidos por causar nefrotoxicidade e ototoxicidade.

Agentes químicos como o hipoclorito de sódio (NaClO), o H O_{22} , a clorexidina (CHX) e o ácido etilenodiamino tetra-acético (EDTA) são normalmente utilizados em tratamentos dentários para reduzir a carga microbiana e facilitar a cicatrização. No entanto, apesar das suas propriedades antimicrobianas, estes agentes podem apresentar vários efeitos secundários, especialmente quando utilizados isoladamente ou em concentrações mais elevadas. O uso inadvertido de NaClO pode levar à expulsão periapical da solução irrigadora, causando irritação da mucosa e provocando lesões e embolia aérea. As reacções alérgicas ao NaClO são raras, mas podem ocorrer. (194). H O_{22}, quando utilizado em concentrações mais elevadas, pode decompor-se e formar radicais livres. Estes radicais livres danificam as células bacterianas, bem como os tecidos do hospedeiro, provocando um atraso na cicatrização. Além disso, foram notificadas reacções de hipersensibilidade ao H O_{22} , embora pouco frequentes, que provocam uma hipersensibilidade ligeira. A libertação de oxigénio durante a formação de radicais livres pode causar enfisema. (176). A clorexidina (CHX) utilizada em infecções gengivais e periodontais demonstrou causar manchas extrínsecas nos dentes, especialmente após a utilização prolongada de elixires bucais contendo CHX. Também provoca alterações do paladar e irritação oral. (196) O EDTA tem sido amplamente utilizado como agente quelante em procedimentos endodônticos. Com o uso excessivo, o EDTA tende a causar uma descalcificação extensa da dentina, deixando o dente enfraquecido e propenso a fracturas. À semelhança de outros agentes utilizados no desbridamento químico-mecânico dos canais radiculares, o EDTA pode causar irritação ou danos se entrar em contacto com os tecidos moles. (195).

E. Terapia combinada

A PDT antimicrobiana tem sido utilizada em combinação com antibióticos (191)(192)(193),

ultrassom (197) e anti-sépticos (195)(198)(199)(200) para aumentar a eficácia do tratamento no caso de biofilmes maduros. Estas estruturas complexas abrigam múltiplas espécies microbianas, que proporcionam proteção contra agentes antibacterianos e levam ao desenvolvimento de resistência antimicrobiana (201). Estudos comprovam o aumento da sensibilidade dos biofilmes ao metronidazol, quando combinado com a-PDT. (202). No entanto, a eficácia desta terapia combinada baseia-se na combinação de diferentes antibióticos e a-PDT, nas espécies microbianas visadas e no ambiente do hospedeiro (203). A literatura sugere que a terapia combinada com antibióticos e a-PDT pode evitar os efeitos secundários dos antibióticos convencionais, como a resistência aos antibióticos, reduzindo a frequência e a concentração de antimicrobianos necessários para a ação desejada e melhorando a absorção dos antibióticos. (204)

A a-PDT foi combinada com sais inorgânicos, como a azida de sódio, o tiocianato de sódio e o iodeto de potássio (KI), para melhorar a ação antimicrobiana. Yuan et al, no seu estudo, demonstrou que a ação combinada de KI e a-PDT melhorou significativamente a eliminação de bactérias gram-positivas, gram-negativas, fungos e bactérias multi-resistentes. Além disso, verificou que, quando se utilizou uma concentração mais baixa de MS como agente fotossensibilizador na a-PDT, esta teve um efeito significativamente comparável ao do NaClO na erradicação de *E. faecalis* em biofilmes (199). Um estudo concluiu que a combinação da azida de sodiam, um supressor de oxigénio, com a a-PDT, melhorou notavelmente a sua eficácia na eliminação microbiana, independentemente do oxigénio na reação da PDT. (205)

Além disso, vários agentes químicos, tais como NaClO, H O_{22} , CHX ou ácido etilenodiamino tetra-acético (EDTA), utilizados na desinfeção químico-mecânica em terapia endodôntica, foram combinados com a-PDT. Nima et al. combinaram o EDTA com a-PDT para encontrar um efeito sinérgico que resultou numa melhor ação de quelação do EDTA em modelos de infeção do canal radicular.(195). Estudos demonstraram que a terapia combinada com a-PDT e H O_{22} reduziu eficazmente a carga microbiana em biofilmes multiespécies, em comparação com a desinfeção apenas com a-PDT. (206)(207)(208). O pré-tratamento do biofilme com CHX a 0,2% seguido de a-PDT mostrou um maior potencial de redução das contagens de biofilme viável e de destruição da estrutura do biofilme do que a CHX ou a a-PDT individualmente.(196)

Outro estudo investigou a ação combinada da PDT e da irrigação ultra-sónica com NaClO num modelo de canal radicular. O estudo mostrou que o efeito sinérgico entre a TFD e o NaClO permitiu diminuir a sua concentração, mantendo uma eficácia antimicrobiana significativa. Isto ajudou a minimizar acidentes inadvertidos, como a irritação da mucosa, o enfisema aéreo e a reação alérgica. (194)O stress oxidativo da a-PDT demonstrou regular os factores de virulência produzidos pelos microrganismos, incluindo a formação de biofilme, a deteção de quorum e os genes de resistência aos antibióticos, como a regulação negativa da expressão de GtfB em *S. mutans*. (209)(210)(211)(212)

VIII. Avanços recentes na terapia fotodinâmica em odontopediatria

As recentes melhorias no tratamento fotodinâmico (PDT) em medicina dentária concentraram-se no aumento da sua eficácia, no alargamento das suas utilizações e na melhoria do conforto do doente. Estes desenvolvimentos são impulsionados por avanços em PS, sistemas de fornecimento de luz e integração com outras tecnologias, estabelecendo a PDT como um instrumento mais eficaz e adaptável nos cuidados dentários.

A. Desenvolvimento de novos PS

Estudos recentes investigaram PS inovadores que apresentam uma eficácia antibacteriana superior e menos efeitos adversos, aumentando assim a eficácia global da terapia fotodinâmica em aplicações dentárias. A investigação revelou novos PS, como os derivados de MS e as nanopartículas, que proporcionam uma melhor penetração nos tecidos e um aumento da produção de O^1_2 . Estes desenvolvimentos melhoraram significativamente a eficácia antibacteriana da PDT contra microrganismos orais resistentes, em especial os associados a doenças periodontais (213). Os recentes avanços na PDT para a odontopediatria incluem o seu potencial na gestão sem dor de condições dentárias, particularmente infecções, e a sua relevância na gestão de lesões da mucosa oral, periodontite e cáries dentárias. A utilização da PDT em odontopediatria tem sido reconhecida como uma extensão das opções terapêuticas dentárias, com os benefícios de melhores resultados de tratamento e aceitabilidade por parte dos pacientes (214). **O TBO** tem sido utilizado eficazmente na redução de Streptococcus mutans em crianças com cáries graves na primeira infância (179). **O extrato de Bixa orellana** está atualmente a ser investigado quanto ao seu potencial no tratamento de lesões de cárie profundas quando combinado com luz LED (215).

O cloreto de ftalocianina de alumínio (AlClPc) demonstrou resultados promissores na promoção do crescimento e diferenciação de células osteoblásticas quando utilizado com irradiação laser de baixa intensidade (214). Estudos avaliaram a eficiência da própolis verde brasileira, para a-PDT contra microorganismos causadores de cárie dentária, mostrando resultados promissores na redução da carga bacteriana e retardando o recrescimento de microorganismos (216).

B. Integração das tecnologias laser e LED

A integração da PDT com fontes de luz laser e LED sofisticadas melhorou a ativação dos PS, aumentando assim os resultados terapêuticos. Os lasers de alta potência e os LEDs de luz azul demonstraram uma maior profundidade de penetração e uma ativação mais eficiente do PS, resultando numa melhor redução bacteriana em biofilmes orais complexos. Esta combinação melhorou a administração da PDT em bolsas periodontais profundas, canais radiculares doentes e outras regiões difíceis (217)

C. Procedimentos melhorados para as infecções associadas ao biofilme

O papel da TFD no tratamento de infecções relacionadas com biofilmes, incluindo as causadas por espécies de Candida resistentes e bactérias multirresistentes, evoluiu devido a desenvolvimentos nos procedimentos de tratamento. Modificações na duração da exposição à luz, nos níveis de PS e a implementação de terapias combinadas melhoraram a eficácia da TFD na rutura e eliminação de biofilmes resistentes (218)

D. OEstudos em curso e potencial aplicação futura da PDT em Odontopediatria

A terapia fotodinâmica (TFD) tem sido utilizada para aliviar a dor, a inflamação e promover a cicatrização e regeneração dos tecidos em odontopediatria. Foram realizados estudos para avaliar a eficácia da PDT em odontopediatria para várias aplicações, incluindo a prevenção e o tratamento da mucosite oral associada à oncoterapia, a dor oral pós-cirúrgica e as pulpotomias (156). Uma revisão da literatura concluiu que a PDT é uma modalidade de tratamento segura e eficaz para várias aplicações clínicas em odontopediatria, com benefícios terapêuticos relatados em todos os estudos e sem efeitos adversos (156). A terapia fotodinâmica (PDT) tem demonstrado efeitos antimicrobianos significativos no tratamento de cáries dentárias em crianças. Por exemplo, um estudo demonstrou que a PDT reduziu eficazmente a presença de bactérias causadoras de cáries, tais *como Prevotella intermedia, Fusobacterium spp*. e

C. albicans, com tempos de exposição mais longos que conduzem a uma redução bacteriana mais substancial (156). A PDT, particularmente quando se utilizam agentes como o Papa methyleneblue , tem-se revelado minimamente invasiva, mantendo a integridade dos tecidos saudáveis. Isto torna-a uma alternativa adequada para a remoção de cáries em dentes decíduos, mostrando uma redução microbiana comparável aos métodos tradicionais (14). A PDT é considerada um complemento valioso dos tratamentos convencionais. Tem sido utilizada para apoiar tratamentos sistémicos em casos graves, como em doentes pediátricos com síndrome mielodisplásica, onde ajudou a gerir eficazmente as infecções orais (219). A combinação de remoção selectiva de cáries e PDT demonstrou melhorar a QVRSB em crianças, indicando que este tratamento conservador não tem um impacto negativo na qualidade de vida do paciente (220)(156)(14)(219). A PDT tem-se mostrado promissora no tratamento de neoplasias e infecções bacterianas em crianças, com potencial para reduzir o número de intervenções cirúrgicas e obter melhores resultados de tratamento (134).Em conclusão, os estudos em curso em odontopediatria demonstraram a eficácia e segurança da PDT para várias aplicações clínicas, incluindo o tratamento da mucosite oral, dor oral e pulpotomias. Os recentes avanços da TFD em odontopediatria realçaram o seu potencial para a gestão sem dor das condições dentárias e para a melhoria dos resultados do tratamento. As potenciais aplicações futuras da TFD em odontopediatria incluem a sua utilização no tratamento de doenças potencialmente malignas, doenças infecciosas e neoplasias, indicando uma direção promissora para mais investigação e implementação clínica.

IX. Conclusão

A PDT é um procedimento minimamente invasivo que utiliza agentes químicos conhecidos como PS para gerar O^1_2 e ROS após exposição a determinados comprimentos de onda de luz e oxigénio molecular. As propriedades antibacterianas da PDT têm sido utilizadas em medicina dentária desde o seu início, na década de 2000, evoluindo da sua aplicação original em oncologia para uma função crucial na gestão de problemas de saúde oral. Nos últimos anos, a PDT registou um progresso tecnológico substancial, abrangendo a criação de novos PS e a incorporação da PDT na tecnologia laser. A PDT alcançou um reconhecimento generalizado na medicina dentária em várias especializações devido à sua capacidade de facilitar uma cicatrização rápida e eficiente, aumentar a reparação dos tecidos num curto período de tempo e diminuir a carga microbiana. Tem demonstrado uma eficácia promissora na desinfeção das paredes dentinárias, especialmente nos casos em que a morfologia inesperada do sistema de canais radiculares impede a ação eficaz dos tratamentos anti-sépticos.

A PDT é cada vez mais reconhecida na medicina dentária pediátrica pela sua eficácia no tratamento de infecções microbianas e pelas suas caraterísticas minimamente intrusivas. Isto torna-a adequada para aplicações pediátricas em que o conforto, a segurança e a redução da ansiedade são essenciais durante os tratamentos dentários. A TFD é muito eficaz no tratamento de CEC, gengivite, doenças periodontais, gestão de biofilmes orais, anomalias dos tecidos moles orais, terapia pulpar e hipomineralização dos incisivos molares, distúrbios periodontais. A PDT demonstrou eficácia na diminuição dos microrganismos indutores de cáries e no alívio do desconforto pós-operatório após tratamentos endodônticos. A PDT também tem sido utilizada como um tratamento inovador para crianças com necessidades específicas de cuidados de saúde, especialmente na gestão da cárie dentária e do biofilme oral.

A a-PDT oferece vantagens, incluindo uma ação antimicrobiana rápida, eficácia numa única sessão, pouco desenvolvimento de resistência e segurança. No entanto, existem desvantagens, incluindo a falta de parâmetros na investigação, a variabilidade dos protocolos e a necessidade de equipamento e PS económicos. Além disso, os estudos sugerem a aplicação de uma terapia combinada com antibióticos e a-PDT para atenuar os efeitos adversos associados aos antibióticos convencionais, como a resistência aos antibióticos, diminuindo a frequência e a concentração de antimicrobianos necessárias para a eficácia e melhorando a absorção dos antibióticos. A investigação indica que a combinação de a-PDT e H_2O_2 reduz significativamente a carga microbiana em *E. faecalis*, *S. aureus* e biofilmes multi-espécies, em comparação com a desinfeção utilizando apenas a-PDT. Além disso, foi demonstrado que o stress oxidativo induzido pela a-PDT modula os factores de virulência nos micróbios, abrangendo a formação de biofilmes, a deteção de quorum e os genes de resistência aos antibióticos. No entanto, a aplicação da TFD em odontopediatria permanece nas fases preliminares da investigação clínica devido a protocolos de tratamento inadequados e a possíveis efeitos adversos, necessitando de mais investigação.

X. Bibliografia

1. Issa MCA, Manela-Azulay M. Terapia fotodinâmica: revisão da literatura e documentação iconográfica. An Bras Dermatol. 2010 Aug;85(4):501-11.

2 . Lin J, Wan MT. Evidências actuais e aplicações da terapia fotodinâmica em dermatologia. Clin Cosmet Investig Dermatol. 2014 May;145.

3. Møller KI, Kongshoj B, Philipsen PA, Thomsen VO, Wulf HC. Como a luz de Finsen curou o lúpus vulgar. Photodermatol Photoimmunol Photomed. 2005 Jun 11;21(3):118-24.

4 . Grzybowski A, Pietrzak K. De doente a descobridor - Niels Ryberg Finsen (1860-1904) - o fundador da fototerapia em dermatologia. Clin Dermatol. 2012 Jul;30(4):451-5.

5. Gøtzsche P. Niels Finsen's treatment for lupus vulgaris. J R Soc Med. 2011 Jan 1;104(1):41-2.

6. Sharma SK, Mroz P, Dai T, Huang Y, Denis TG St., Hamblin MR. Photodynamic Therapy for Cancer and for Infections: Qual é a diferença? Isr J Chem. 2012 Sep 21;52(8-9):691-705.

7 . Moan J, Peng Q. Um esboço da história da PDT. In: Patrice T, editor. Photodynamic Therapy. The Royal Society of Chemistry; 2003. p. 1-18.

8. v. Tappeiner H. Ueber die Wirkung fluorescirender Substanzen auf Fermente und Toxine. Berichte der deutschen chemischen Gesellschaft. 1903 Jul 25;36(3):3035-8.

9. Dahle J, Kaalhus O, Moan J, Steen HB. Efeitos cooperativos do tratamento fotodinâmico de células em microcolónias. Actas da Academia Nacional de Ciências. 1997 Mar 4;94(5):1773-8.

10. Wilson M, Burns T, Pratten J, Pearson GJ. Bactérias em amostras de placa supragengival podem ser mortas por luz laser de baixa potência na presença de um PS. Jornal de Bacteriologia Aplicada [Internet]. 1995;78(5):569-74. Disponível em: https://enviromicro-journals.onlinelibrary.wiley.com/doi/abs/10.1111/j.1365-2672.1995.tb03101.x

11. Soukos NS, Goodson JM. Photodynamic therapy in the control of oral biofilms (Terapia fotodinâmica no controlo de biofilmes orais). Periodontol 2000. 2011 Feb 7;55(1):143-66.

12. Meisel P, Kocher T. Photodynamic therapy for periodontal diseases: State of the art. J Photochem Photobiol B. 2005 May;79(2):159-70.

13. Guimarães Morais Barros D, Bezerra Silva DF, Araújo de Freitas G, De Vasconcelos Neves G, Vieira Pereira J, Queiroga de Castro Gomes D. Eficácia antibacteriana da terapia fotodinâmica na desinfeção de canais radiculares - Revisão integrativa da literatura. CES Odontol. 2020 Dec 31;33(2):147-58.

14. Konopka K, Goslinski T. Photodynamic Therapy in Dentistry. J Dent Res. 2007 Aug 1;86(8):694-707.

15. Yoshii D, Katsuragi H, Shinkai K. Efeito bactericida da terapia fotodinâmica antimicrobiana (a-PDT) na placa dentinária infetada com Lactobacillus acidophilus. Odontology. 2021 Jan 18;109(1):67-75.

16. Marotti J, Sperandio FF, Fregnani ER, Aranha ACC, de Freitas PM, de Paula Eduardo C. High-Intensity Laser and Photodynamic Therapy as a

Treatment for Recurrent Herpes Labialis. Photomed Laser Surg. 2010 Jun;28(3):439-44.

17. Tardivo JP, Del Giglio A, de Oliveira CS, Gabrielli DS, Junqueira HC, Tada DB, et al. Azul de metileno na terapia fotodinâmica: Dos mecanismos básicos às aplicações clínicas. Photodiagnosis Photodyn Ther. 2005 Sep;2(3):175-91.

18. Takasaki AA, Aoki A, Mizutani K, Schwarz F, Sculean A, Wang C, et al. Aplicação da terapia fotodinâmica antimicrobiana em doenças periodontais e peri-implantares. Periodontol 2000. 2009 Oct 20;51(1):109-40.

19. Lima JPM, Sampaio de Melo MA, Borges FMC, Teixeira AH, Steiner-Oliveira C, Nobre dos Santos M, et al. Avaliação do efeito antimicrobiano da terapia fotodinâmica antimicrobiana num modelo *in situ* de cárie dentária. Eur J Oral Sci. 2009 Oct 15;117(5):568-74.

20. Fimple JL, Fontana CR, Foschi F, Ruggiero K, Song X, Pagonis TC, et al. Photodynamic Treatment of Endodontic Polymicrobial Infection In Vitro. J Endod. 2008 Jun;34(6):728-34.

21. Garcez AS, Nuñez SC, Hamblim MR, Suzuki H, Ribeiro MS. Terapia Fotodinâmica Associada ao Tratamento Endodôntico Convencional em Pacientes com Microflora Resistente a Antibióticos: A Preliminary Report. J Endod. 2010 Sep;36(9):1463-6.

22. Gholami L, Shahabi S, Jazaeri M, Hadilou M, Fekrazad R. Clinical applications of antimicrobial photodynamic therapy in dentistry. Vol. 13, Frontiers in Microbiology. Frontiers Media S.A.; 2023.

23. Wainwright M. Photodynamic antimicrobial chemotherapy (PACT). Journal of Antimicrobial Chemotherapy. 1998 Jul 1;42(1):13-28.

24. Alsaif A, Tahmassebi JF, Wood SR. Treatment of dental plaque biofilms using photodynamic therapy: a randomised controlled study. Arquivos Europeus de Dentisteria Pediátrica. 2021 Oct 1;22(5):791-800.

25. da Mota ACC, Leal CRL, Olivan S, Leal Gonçalves ML, de Oliveira VA, Pinto MM, et al. Relato de caso de terapia fotodinâmica no tratamento de cárie dentária em dentes decíduos. J Lasers Med Sci. 2016 Mar 27;7(2):131-3.

26. Azaripour A, Dittrich S, Van Noorden CJF, Willershausen B. Eficácia da terapia fotodinâmica como tratamento adjuvante da periodontite crónica: uma revisão sistemática e meta-análise. Lasers Med Sci. 2018 Feb 25;33(2):407-23.

27. MASUDA Y, SAKAGAMI H, HORIIKE M, KADOKURA H, YAMASAKI T, KLOKKEVOLD PR, et al. Photodynamic Therapy with Pyoktanin Blue and Diode Laser for Elimination of *Enterococcus faecalis*. In Vivo (Brooklyn). 2018 Jun 23;32(4):707-12.

28. Vellappally S, Mahmoud MH, Alaqeel SM, Alotaibi RN, Almansour H, Alageel O, et al. Efficacy of antimicrobial photodynamic therapy versus antiviral therapy in the treatment of herpetic gingivostomatitis among children: Aa randomized controlled clinical trial. Photodiagnosis Photodyn Ther. 2022 Sep;39:102895.

29. Rajesh S, Koshi E, Philip K, Mohan A. Antimicrobial photodynamic therapy: An overview. J Indian Soc Periodontol. 2011;15(4):323.

30. Pacheco JA, Molena KF, Martins CROG, Corona SAM, Borsatto MC. Fotobiomodulação (PBMT) e terapia fotodinâmica antimicrobiana (a-PDT) em manifestações orais de pacientes infectados pelo Sars-CoV-

2: revisão sistemática e meta-análise. Bull Natl Res Cent. 2022 Dec;46(1).

31. Castano AP, Demidova TN, Hamblin MR. Mechanisms in photodynamic therapy: Parte dois - Sinalização celular, metabolismo celular e modos de morte celular. Vol. 2, Photodiagnosis and Photodynamic Therapy. Elsevier; 2005. p. 1-23.

32. Bilski P, Motten AG, Bilska M, Chignell CF. THE PHOTOOXIDATION OF DIETHYLHYDROXYLAMINE BY ROSE BENGAL IN MICELLAR AND NONMICELLAR AQUEOUS SOLUTIONS. Photochem Photobiol. 1993 Jul 2;58(1):11-8.

33. Ma J, Jiang L. Photogeneration of singlet oxygen ($^1O_2$) and free radicals ($Sen^{\cdot-}$, $O^{\cdot-}_2$) by *tetra* -brominated hypocrellin B derivative. Free Radic Res. 2001 Jan 7;35(6):767-77.

34. Boncheva I. Role of Iron in Epidermal Healing and Infection (Papel do ferro na cicatrização epidérmica e na infeção). McGill Science Undergraduate Research Journal. 2023 Apr 7;18(1):B6-9.

35. Grune T, Klotz LO, Gieche J, Rudeck M, Sies H. Protein oxidation and proteolysis by the nonradical oxidants singlet oxygen or peroxynitrite. Free Radic Biol Med. 2001 Jun;30(11):1243-53.

36. Midden WR, Dahl TA. Inativação biológica por oxigénio simples: distinção entre O2(1Δg) e O2(1Σg+). Biochimica et Biophysica Ata (BBA) - Assuntos Gerais. 1992 Sep;1117(2):216-22.

37. MOAN J, BERG K. THE PHOTODEGRADATION OF PORPHYRINS IN CELLS CAN BE USED TO ESTIMATE THE LIFETIME OF SINGLET OXYGEN. Photochem Photobiol. 1991 Apr 2;53(4):549-53.

38. Aavula S, Kalra HS. Photodynamic Therapy: Role in Dentistry (A Brief Review). Arquivos de Odontologia e Saúde Oral. 2020;3(2):10-4.

39. Lee CN, Hsu R, Chen H, Wong TW. Daylight Photodynamic Therapy: An Update. Molecules. 2020 Nov 8;25(21):5195.

40. Chilakamarthi U, Giribabu L. Photodynamic Therapy: Past, Present and Future. O Registo Químico. 2017 Aug;17(8):775-802.

41. Svaasand LO. Thermal and Optical Dosimetry for Photoradiation Therapy of Malignant Tumors (Dosimetria térmica e ótica para terapia de fotorradiação de tumores malignos). In: Porphyrins in Tumor Phototherapy. Boston, MA: Springer US; 1984. p. 261-79.

42. Firey PA, Rodgers MAJ. FOTO-PROPRIEDADES DE UMA NAFTALOCIANINA DE SILÍCIO: UM POTENCIAL FOTOSSENSIBILIZADOR PARA TERAPIA FOTODINÂMICA*. Photochem Photobiol. 1987 Abr 2;45(4):535-8.

43. van Leengoed H, Schuitmaker J, van der Veen N, Dubbelman T, Star W. Fluorescence and photodynamic effects of bacteriochlorin a observed in vivo in "sandwich" observation chambers. Br J Cancer. 1993 May;67(5):898-903.

44. Dougherty TJ, Potter WR. Qual o valor de um fotossensibilizador altamente absorvente na PDT? J Photochem Photobiol B. 1991 Jan;8(2):223.

45. Spikes JD, Bommer JC. PHOTOBLEACHING OF MONO- <scp>l</scp> -ASPARTYL CHLORIN *e6* (NPe6): UM CANDIDATO A SENSIBILIZADOR PARA A TERAPIA FOTODINÂMICA DE TUMORES. Photochem Photobiol. 1993 Sep 2;58(3):346-50.

46. Stájer A, Kajári S, Gajdács M, Musah-Eroje A, Baráth Z. Utility of photodynamic therapy in dentistry: Conceitos actuais. Vol. 8, Dentistry Journal. Instituto de Publicação Digital Multidisciplinar MDPI; 2020.

47. Allen RC, Stjernholm RL, Steele RH. Evidence for the generation of an electronic excitation state(s) in human polymorphonuclear leukocytes and its participation in bactericidal activity. Biochem Biophys Res Commun. 1972 maio;47(4):679-84.

48 . Krinsky NI. Singlet Excited Oxygen as a Mediator of the Antibacterial Action of Leukocytes. Science (1979). 1974 Oct 25;186(4161):363-5.

49. Tatsuzawa H, Maruyama T, Misawa N, Fujimori K, Hori K, Sano Y, et al. Inativação de enzimas da cadeia respiratória bacteriana pelo oxigénio singlete. FEBS Lett. 1998 Nov 20;439(3):329-33.

50. Pereira Gonzales F, Maisch T. Photodynamic inactivation for controlling Candida albicans infections. Fungal Biol. 2012 Jan;116(1):1-10.

51 . Donnelly RF, McCarron PA, Tunney MM. Antifungal photodynamic therapy. Microbiol Res. 2008 Jan;163(1):1-12.

52. Cló E, Snyder JW, Ogilby PR, Gothelf K V. Control and Selectivity of Photosensitized Singlet Oxygen Production: Challenges in Complex Biological Systems. ChemBioChem. 2007 Mar 26;8(5):475-81.

53. KAGEYAMA M, OTSUKA I, KOMINE C. Clarificação do mecanismo de esterilização da terapia fotodinâmica antimicrobiana para <i>Candida albicans</i> Journal of Japanese Society for Laser Dentistry. 2019;29(3):141-7.

54. Komine C, Uchibori S, Tsudukibashi O, Tsujimoto Y. Application of Reactive Oxygen Species in Dental Treatment (Aplicação de espécies

reactivas de oxigénio no tratamento dentário). J Pers Med. 2022 Sep 18;12(9):1531.

55. Allison RR, Moghissi K. Photodynamic Therapy (PDT): Mecanismos da PDT. Clin Endosc. 2013;46(1):24.

56. Burns T, Wilson M, Pearson GJ. Effect of Dentine and Collagen on the Lethal Photosensitization of Streptococcus mutans. Caries Res. 1995;29(3):192-7.

57. Williams JA, Pearson GJ, Colles MJ, Wilson M. A Ação Antibacteriana Foto-Activada do Azul de Toluidina O numa Matriz de Colagénio e em Dentina Cariada. Caries Res. 2004;38(6):530-6.

58. Cusicanqui Méndez DA, Gutierres E, José Dionisio E, Afonso Rabelo Buzalaf M, Cardoso Oliveira R, Andrade Moreira Machado MA, et al. Curcumin-mediated antimicrobial photodynamic therapy reduces the viability and vitality of infected dentin caries microcosms. Photodiagnosis Photodyn Ther. 2018 Dec;24:102-8.

59. Hwang HR, Lee ES, Kang SM, Chung KH, Kim BI. Effect of antimicrobial photodynamic therapy with Chlorella and Curcuma extract on Streptococcus mutans biofilms. Photodiagnosis Photodyn Ther. 2021 Sep;35:102411.

60. Etemadi A, Eftekhari Bayati S, Pourhajibagher M, Chiniforush N. In vitro effect of antimicrobial photodynamic therapy with phycocyanin on Aggregatibacter actinomycetemcomitans biofilm on SLA titanium discs. Photodiagnosis Photodyn Ther. 2020 Dec;32:102062.

61. Luksiene Z, Paskeviciute E. Novel approach to decontaminate food-packaging from pathogens in non-thermal and not chemical way:

Fotossensibilização à base de clorofilina. J Food Eng. 2011 Sep;106(2):152-8.

62. Bharathiraja S, Seo H, Manivasagan P, Santha Moorthy M, Park S, Oh J. In Vitro Photodynamic Effect of Phycocyanin against Breast Cancer Cells. Molecules. 2016 Nov 3;21(11):1470.

63. Chiniforush N, Pourhajibagher M, Parker S, Benedicenti S, Bahador A, Sălăgean T, et al. O Efeito da Terapia Fotodinâmica Antimicrobiana Usando Mistura de Clorofilina-Ficocianina em Enterococcus faecalis: A influência de diferentes fontes de luz. Ciências Aplicadas. 2020 Jun 23;10(12):4290.

64. Afrasiabi S, Partoazar A, Chiniforush N, Goudarzi R. The Potential Application of Natural Photosensitizers Used in Antimicrobial Photodynamic Therapy against Oral Infections. Pharmaceuticals. 2022 Jun 20;15(6):767.

65. Nie M, Deng DM, Wu Y, de Oliveira KT, Bagnato VS, Crielaard W, et al. Inativação fotodinâmica mediada por azul de metileno ou clorina e6 contra biofilme de Streptococcus mutans. Photodiagnosis Photodyn Ther. 2020 Sep;31:101817.

66. Zhang QZ, Zhao KQ, Wu Y, Li XH, Yang C, Guo LM, et al. 5-aminolevulinic acid-mediated photodynamic therapy and its strain-dependent combined effect with antibiotics on Staphylococcus aureus biofilm. PLoS One. 2017 Mar 30;12(3):e0174627.

67 . Huang J, Guo M, Wu M, Shen S, Shi L, Cao Z, et al. Eficácia de um único tratamento de terapia fotodinâmica utilizando a administração tópica de ácido 5-aminolevulínico em feridas infectadas com

Staphylococcus aureus resistentes à meticilina de ratinhos diabéticos. Photodiagnosis Photodyn Ther. 2020 Jun;30:101748.

68. Shi H, Li J, Zhang H, Zhang J, Sun H. Effect of 5-aminolevulinic acid photodynamic therapy on Candida albicans biofilms: Um estudo in vitro. Photodiagnosis Photodyn Ther. 2016 Sep;15:40-5.

69 . Ma W, Liu C, Li J, Hao M, Ji Y, Zeng X. Os efeitos da terapia fotodinâmica antimicrobiana mediada por aloe emodin em Candida albicans sensível e resistente a medicamentos. Ciências Fotoquímicas e Fotobiológicas. 2020 Abr 27;19(4):485-94.

70. Alqerban A. Effectiveness of Riboflavin and Rose Bengal Photosensitizer Modified Adhesive Resin for Orthodontic Bonding. Pharmaceuticals. 2021 Jan 10;14(1):48.

71 . Mittal S, Roy S, Srivastava JN. Resposta fungicida de um novo fotossensibilizador natural (*Beta vulgaris*) em *Candida albicans* com radiação laser de baixa potência. Laser Phys. 2013 May 1;23(5):055606.

72. Prażmo EJ, Mielczarek A, Kwaśny M, Łapiński M. Photodynamic Therapy As a Promising Method Used in the Treatment of Oral Diseases. Avanços em medicina clínica e experimental. 2016 Ago 26;25(4):799-807.

73. Carrera ET, Dias HB, Corbi SCT, Marcantonio RAC, Bernardi ACA, Bagnato VS, et al. A aplicação da terapia fotodinâmica antimicrobiana (a-PDT) em odontologia: uma revisão crítica. Laser Phys. 2016 Dec 1;26(12):123001.

74. Diogo P, F. Faustino MA, P. M. S. Neves MG, Palma PJ, P. Batista I, Gonçalves T, et al. An Insight into Advanced Approaches for

Photosensitizer Optimization in Endodontics-A Critical Review. J Funct Biomater. 2019 Sep 30;10(4):44.

75. Muehler D, Rupp CM, Keceli S, Brochhausen C, Siegmund H, Maisch T, et al. Insights Into Mechanisms of Antimicrobial Photodynamic Action Toward Biofilms Using Phenalen-1-One Derivatives as Photosensitizers. Front Microbiol. 2020 Oct 30;11.

76. Brancaleon L, Moseley H. Laser and Non-laser Light Sources for Photodynamic Therapy. Lasers Med Sci. 2002 Aug 12;17(3):173-86.

77. Kübler A, Haase T, Rheinwald M, Barth T, Mühling J. Treatment of oral leukoplakia by topical application of 5-aminolevulinic acid. Int J Oral Maxillofac Surg. 1998 Dec;27(6):466-9.

78. Gossner L, May A, Sroka R, Stolte M, Hahn EG, Ell C. Photodynamic destruction of high grade dysplasia and early carcinoma of the esophagus after the oral administration of 5-aminolevulinic acid. Cancer. 1999 Nov 15;86(10):1921-8.

79. Tsujino I, Anderson GS, Sieber F. A hipertermia pós-irradiação potencia seletivamente a foto-inativação sensibilizada por Merocyanine 540 de células de cancro do pulmão de pequenas células. Photochem Photobiol. 2001;73(2):191.

80. KENNEDY JC, MARCUS SL, POTTIER RH. Terapia Fotodinâmica (PDT) e Fotodiagnóstico (PD) usando Fotossensibilização Endógena Induzida por Ácido 5-Aminolevulínico (ALA): Mecanismos e Resultados Clínicos. J Clin Laser Med Surg. 1996 Oct;14(5):289-304.

81. Gerscher S, Connelly JP, Griffiths J, Brown SB, MacRobert AJ, Wong G, et al. Comparação da Farmacocinética e Fototoxicidade da Protoporfirina IX Metabolizada a partir do Ácido 5-Aminolevulínico e

Dois Derivados na Pele Humana In Vivo¶. Photochem Photobiol. 2000;72(4):569.

82. MORTON CA, WHITEHURST C, MOSELEY H, MCCOLL JH, MOORE JV, MACKIE RM. Comparação da terapia fotodinâmica com a crioterapia no tratamento da doença de Bowen. British Journal of Dermatology. 1996 Nov;135(5):766-71.

83. Thissen MRTM, Schroeter CA, Neumann HAM. SHORT COMMUNICATIONPhotodynamic therapy with delta-aminolaevulinic acid for nodular basal cell carcinomas using a prior debulking technique. British Journal of Dermatology. 2000 Feb;142(2):338-9.

84. Wennberg FGBSAM. Deteção in vivo de Carcinoma Basocelular utilizando Espectroscopia de Imagem. Ata Derm Venereol. 1999 Mar 18;79(1):54-61.

85. Bissonnette R, Shapiro J, Zeng H, Mclean DI, Lui H. A terapia fotodinâmica tópica com ácido 5-aminolaevulínico não induz o crescimento do cabelo em doentes com alopecia areata extensa. British Journal of Dermatology. 2000 Nov 27;143(5):1032-5.

86. Soler AM, Angell-Petersen E, Warloe T, Tausjø J, Steen HB, Moan J, et al. Photodynamic Therapy of Superficial Basal Cell Carcinoma with 5-Aminolevulinic Acid with Dimethylsulfoxide and Ethylendiaminetetraacetic Acid: Uma comparação de duas fontes de luz. Photochem Photobiol. 2000;71(6):724.

87 . Stringer MR. Problemas associados à utilização de fontes de iluminação de banda larga para terapia fotodinâmica. Phys Med Biol. 1995 Oct 1;40(10):1733-5.

88. Szeimies RM, Hein R, Bäumler W, Heine A, Landthaler M. A possible new incoherent lamp for photodynamic treatment of superficial skin lesions. Ata Derm Venereol. 1994 Mar 1;74(2):117-9.

89. Yilmaz A, Ozkiraz S, Akcan AB, Canpolat M. Fototerapia com diodo emissor de luz de baixo custo para uso doméstico como alternativa aos métodos convencionais. J Trop Pediatr. 2015 Abr 1;61(2):113-8.

90. Neugebauer J, Jozsa M, K�bler A. Die antimikrobielle photodynamische Therapie zur Pr�vention der alveol�ren Ostitis und des Dolor post extractionem. Mund-, Kiefer- und Gesichtschirurgie. 2004 Nov 29;8(6):350-5.

91. Biel MA. Photodynamic therapy in head and neck cancer. Curr Oncol Rep. 2002 Feb;4(1):87-96.

92. Clarkson D. Hazards of non coherent light sources as determined by the framework of IEC TR-60825-9. J Med Eng Technol. 2004 Jan 9;28(3):125-31.

93. Reeds KB, Ridgway TD, Higbee RG, Lucroy MD. Non-coherent light for photodynamic therapy of superficial tumours in animals (Luz não coerente para terapia fotodinâmica de tumores superficiais em animais). Vet Comp Oncol. 2004 Sep 8;2(3):157-63.

94. Kessel D. Mais aventuras na terapia fotodinâmica. Int J Mol Sci. 2015 Jul 3;16(7):15188-93.

95. Epstein JH. UV-A: Biological Effects of Ultraviolet Radiation With Emphasis on Human Responses to Longwave Ultraviolet (Efeitos biológicos da radiação ultravioleta com ênfase nas respostas humanas à onda ultravioleta longa). Arch Dermatol. 1979 May 1;115(5):648.

96. Silva T, Lunardi AJL, Barros ACSM, Mandetta ARH, Grudzien E, San-Martín M, et al. Aplicação da Terapia Fotodinâmica em Odontopediatria: Revisão de Literatura. Vol. 15, Pharmaceutics. Instituto de Publicação Digital Multidisciplinar (MDPI); 2023.

97. Dascalu (Rusu) ML, Sarosi C, Moldovan M, Badea ME. A Study on Revealing Agents in the Context of Photodynamic Therapy in Dental Medicine - A Literature Review. Defect and Diffusion Forum. 2017 Jul;376:54-65.

98. Meister J, Hopp M, Schäfers J, Verbeek J, Kraus D, Frentzen M. O verde de indocianina (ICG) como um novo adjuvante para a terapia foto-dinâmica antimicrobiana (a-PDT) em medicina dentária. Em: Rechmann P, Fried D, editores. 2014. p. 89290T.

99. Takeuchi Y, Aoki A, Hiratsuka K, Chui C, Ichinose A, Aung N, et al. Application of Different Wavelengths of LED Lights in Antimicrobial Photodynamic Therapy for the Treatment of Periodontal Disease. Antibiotics. 2023 Nov 28;12(12):1676.

100. Correia JH, Rodrigues JA, Pimenta S, Dong T, Yang Z. Photodynamic Therapy Review: Principles, Photosensitizers, Applications, and Future Diretions. Pharmaceutics. 2021 Aug 25;13(9):1332.

101. Simões JCS, Sarpaki S, Papadimitroulas P, Therrien B, Loudos G. Conjugated Photosensitizers for Imaging and PDT in Cancer Research. J Med Chem. 2020 Dec 10;63(23):14119-50.

102. Wardman P, Candeias LP. Química de Fenton: Uma Introdução. Radiat Res. 1996 maio;145(5):523.

103 . Nakashima Y, Ohta S, Wolf AM. Blue light-induced oxidative stress in live skin. Free Radic Biol Med. 2017 Jul;108:300-10.

104. Ikai H, Nakamura K, Shirato M, Kanno T, Iwasawa A, Sasaki K, et al. Photolysis of Hydrogen Peroxide, an Effective Disinfection System via Hydroxyl Radical Formation. Antimicrob Agents Chemother. 2010 Dec;54(12):5086-91.

105. Hayashi E, Mokudai T, Yamada Y, Nakamura K, Kanno T, Sasaki K, et al. Actividades in vitro e in vivo anti-Staphylococcus aureus de um novo sistema de desinfeção que utiliza a fotólise do peróxido de hidrogénio. J Biosci Bioeng. 2012 Aug;114(2):193-7.

106. Nakamura K, Shirato M, Ikai H, Kanno T, Sasaki K, Kohno M, et al. Photo-Irradiation of Proanthocyanidin as a New Disinfection Technique via Reactive Oxygen Species Formation. PLoS One. 2013 Mar 20;8(3):e60053.

107. KAWAMOTO K, TSUJIMOTO Y. Effects of the Hydroxyl Radical and Hydrogen Peroxide on Tooth Bleaching. J Endod. 2004 Jan;30(1):45-50.

108. Lee HW, Kim GJ, Kim JM, Park JK, Lee JK, Kim GC. Branqueamento de Dentes com Plasma de Pressão Atmosférica Não Térmica. J Endod. 2009 Apr;35(4):587-91.

109. Mylona V, Anagnostaki E, Parker S, Cronshaw M, Lynch E, Grootveld M. Laser-Assisted a-PDT Protocols in Randomized Controlled Clinical Trials in Dentistry: Uma Revisão Sistemática. Dent J (Basileia). 2020 Sep 22;8(3):107.

110. Gonçalves MLL, Sobral APT, Gallo JMAS, Gimenez T, Ferri EP, Ianello S, et al. Terapia fotodinâmica antimicrobiana com eritrosina e luz azul em bactérias do biofilme dentário: protocolo de estudo para ensaio clínico randomizado. BMJ Open. 2023 Sep 19;13(9):e075084.

111. Bahrami R, Pourhajibagher M, Nikparto N, Bahador A. The impact of antimicrobial photodynamic therapy on pain and oral health-related quality of life: Uma revisão da literatura. J Dent Sci. 2024 Oct;19(4):1924-33.

112. Alvarenga LH, Gomes AC, Carribeiro P, Godoy-Miranda B, Noschese G, Simões Ribeiro M, et al. Parâmetros para a terapia fotodinâmica antimicrobiana em bolsas periodontais - ensaio clínico aleatório. Photodiagnosis Photodyn Ther. 2019 Sep;27:132-6.

113. Costa-Santos L, Silva-Junior ZS, Sfalcin RA, da Mota ACC, Tempestini Horliana ACR, Motta LJ, et al. O efeito da terapia fotodinâmica antimicrobiana na dentina infetada em dentes decíduos. Medicine (United States). 2019 Apr 1;98(15).

114. da Silva Barbosa P, Duarte DA, Leite MF, de Sant' Anna GR. Terapia Fotodinâmica em Odontopediatria. Case Rep Dent. 2014;2014:1-5.

115. Eroğlu CN, Feslihan E, Karaca B, Elasan S. Tratamento de úlceras aftosas com terapia fotodinâmica: Um estudo clínico controlado randomizado. Photodiagnosis Photodyn Ther. 2024 Oct;49:104284.

116. Malik NK Al, Alkadhi OH. Eficácia do desbridamento mecânico com e sem terapia fotodinâmica antimicrobiana contra leveduras orais em crianças com gengivite submetidas a terapia ortodôntica fixa. Photodiagnosis Photodyn Ther. 2020 Sep;31:101768.

117. Shrestha A, Hamblin MR, Kishen A. As nanopartículas de quitosano funcionalizadas com rosa bengala fotoactivadas produzem atividade antibacteriana/biofilme e estabilizam o colagénio da dentina. Nanomedicina. 2014 Apr;10(3):491-501.

118. Misba L, Kulshrestha S, Khan AU. Antibiofilm action of a toluidine blue O-silver nanoparticle conjugate on *Streptococcus mutans* : a mechanism of type I photodynamic therapy. Biofouling. 2016 Mar 15;32(3):313-28.

119 . Kim J, Kim S, Lee K, Kim RH, Hwang KT. Inativação fotodinâmica antibacteriana de Fagopyrin F da flor de trigo sarraceno tártaro (Fagopyrum tataricum) contra Streptococcus mutans e o seu biofilme. Int J Mol Sci. 2021 Jun 8;22(12):6205.

120. Diogo P, Fernandes C, Caramelo F, Mota M, Miranda IM, Faustino MAF, et al. Terapia Fotodinâmica Antimicrobiana contra Biofilmes Endodônticos de Enterococcus faecalis e Candida albicans Mono e Mistos na Presença de Fotossensibilizadores: Um Estudo Comparativo com Irrigantes Endodônticos Clássicos. Front Microbiol. 2017 Mar 30;8.

121. López-Jiménez L, Fusté E, Martínez-Garriga B, Arnabat-Domínguez J, Vinuesa T, Viñas M. Effects of photodynamic therapy on Enterococcus faecalis biofilms. Lasers Med Sci. 2015 Jul 28;30(5):1519-26.

122. Caminos DA, Spesia MB, Pons P, Durantini EN. Mecanismos de inativação fotodinâmica de Escherichia coli por uma porfirina anfifílica tricádica e 5,10,15,20-tetra(4-N,N,N-trimetilamoniumfenil) porfirina. Photochemical & Photobiological Sciences. 2008 Sep 28;7(9):1071-8.

123. Zhou S, Sun Z, Ye Z, Wang Y, Wang L, Xing L, et al. Efeitos de inativação fotodinâmica in vitro de fotossensibilizadores de benzilideno ciclopentanona em Candida albicans clínica resistente ao fluconazol. Photodiagnosis Photodyn Ther. 2018 Jun;22:178-86.

124. Bacellar IOL, Batista MS. Mecanismos de Oxidação Lipídica Fotossensibilizada e Permeabilização de Membranas. ACS Omega. 2019 Dec 24;4(26):21636-46.

125. Meng X, Guan J, Lai S, Fang L, Su J. ZIF-8 em nanoescala à base de curcumina responsivo ao pH combinando terapia quimiofotodinâmica para excelente atividade antibacteriana. RSC Adv. 2022;12(16):10005-13.

126. von Ranke NL, Bello ML, Cabral LM, Castro HC, Rodrigues CR. Modelagem molecular e simulações dinâmicas de membros da família aglutinina-like de *Candida albicans* : Novos conhecimentos sobre potenciais alvos para o tratamento da candidíase. J Biomol Struct Dyn. 2018 Dec 10;36(16):4352-65.

127. Epe B. Espectros de danos ao DNA induzidos por fotossensibilização. Photochemical & Photobiological Sciences. 2012 Nov 1;11(1):98-106.

128. Alves E, Faustino MAF, Tomé JPC, Neves MGPMS, Tomé AC, Cavaleiro JAS, et al. Alterações dos ácidos nucleicos durante a inativação fotodinâmica de bactérias por porfirinas catiónicas. Bioorg Med Chem. 2013 Jul;21(14):4311-8.

129 . Liu C, Zhou Y, Wang L, Han L, Lei J, Ishaq HM, et al. Mechanistic Aspects of the Photodynamic Inactivation of Vancomycin-Resistant Enterococci Mediated by 5-Aminolevulinic Acid and 5-Aminolevulinic Acid Methyl Ester. Curr Microbiol. 2015 Apr 13;70(4):528-35.

130. Spesia MB, Caminos DA, Pons P, Durantini EN. Mechanistic insight of the photodynamic inactivation of Escherichia coli by a tetracationic zinc(II) phthalocyanine derivative. Photodiagnosis Photodyn Ther. 2009 Mar;6(1):52-61.

131. Araújo LP de, Gobbo LB, Silva TA da, Rosa WL de O da, Almeida JFA de, Gomes BPFA, et al. Photodynamic therapy in the root canal treatment of primary teeth: Uma revisão sistemática de ensaios clínicos. Int J Paediatr Dent. 2023 Jun 14;

132. Seale NS, Glickman GN. Perspectivas contemporâneas sobre a terapia da polpa vital: Views From the Endodontists and Pediatric Dentists. J Endod. 2008 Jul;34(7):S57-61.

133 . Divya S, Sujatha S. Uma visão sobre o sucesso de vários medicamentos para pulpotomia em dentisteria pediátrica - uma revisão da literatura. Res J Pharm Technol. 2018;11(6):2647.

134. Osipov SA, Aliev MA, Daribaeva NA, Murtazin AA, Agaeva FL, Khairullina AA, et al. A eficácia da terapia fotodinâmica na prática pediátrica. Jornal Médico de Perm. 2024 Jul 19;41(3):60-76.

135. Xie J, Wang Y, Choi W, Jangili P, Ge Y, Xu Y, et al. Superando barreiras na terapia fotodinâmica aproveitando estratégias de nano-formulação. Chem Soc Rev. 2021;50(16):9152-201.

136. Diniz IMA, Teixeira KIR, Araújo PV, Araújo MSS, Marques MM, Poletto LT de A, et al. Avaliação dos efeitos da terapia fotodinâmica antibacteriana em culturas de células da polpa dentária humana. Photodiagnosis Photodyn Ther. 2014 Sep;11(3):300-6.

137. Vieira LDS, Mandetta ARH, Bortoletto CC, Sobral APT, Motta LJ, Mesquita Ferrari RA, et al. Protocolo de intervenção mínima utilizando terapia fotodinâmica antimicrobiana em dentes com hipomineralização de incisivos molares: Relato de caso clínico. J Biophotonics. 2024 Mar;17(3).

138. Vieira LDS, Paschoal MAB, De Barros Motta P, Ferri EP, Ribeiro CDPV, Dos Santos-Pinto LAM, et al. Terapia fotodinâmica antimicrobiana em dentes com hipomineralização de incisivos molares - ensaio clínico controlado. Medicine (United States). 2019 Sep 1;98(39).

139. Mandetta ARH, Bortoletto CC, Sobral APT, Gonçalves MLL, Motta LJ, Horliana ACRT, et al. Avaliação da terapia fotodinâmica antimicrobiana e da intervenção mínima associada à desproteinização em dentes permanentes com hipomineralização de incisivos molares: protocolo de estudo para um ensaio clínico, controlado e cego. BMJ Open. 2023 Dez 14;13(12):e076226.

140. da Silva FG, de Almeida SB, de Campos PH, Abrantes RM, de Oliveira AVA, Guaré RO, et al. Terapia Laser de Baixa Intensidade para Tratamento da Hipersensibilidade na Hipomineralização Molar-Incisivo e Qualidade de Vida Relacionada à Saúde Bucal: Relato de Caso. Journal of Clinical Pediatric Dentistry. 2022 Mar 1;46(2):107-11.

141. Aykanat B, Elbay M. Efeito da fotobiomodulação na eficácia da anestesia em dentes molares permanentes superiores com hipomineralização de incisivos molares: Um ensaio clínico randomizado. Int J Paediatr Dent. 2024 May 8;34(3):219-28.

142. Ornellas PO, Iorio NLP, Fontes KBFDC, Antunes LS, Antunes LAA. Uso da terapia fotodinâmica antimicrobiana para tratamento de cárie profunda na dentição decídua: relato de técnica passo-a-passo. Gen Dent. 2017 Sep;65(5).

143. Ornellas PO, Antunes LS, Motta PC, Mendonça C, Póvoa H, Fontes K, et al. Terapia Fotodinâmica Antimicrobiana como Adjuvante na

Remoção Clínica Parcial de Tecido Cariado Decíduo: Uma Abordagem Minimamente Invasiva. Photochem Photobiol. 2018 Nov;94(6):1240-8.

144. Soukos NS, Chen PSY, Morris JT, Ruggiero K, Abernethy AD, Som S, et al. Photodynamic Therapy for Endodontic Disinfection. J Endod. 2006 Oct;32(10):979-84.

145. Dougherty TJ, Gomer CJ, Henderson BW, Jori G, Kessel D, Korbelik M, et al. Photodynamic Therapy. JNCI Journal of the National Cancer Institute. 1998 Jun 17;90(12):889-905.

146. Bonsor SJ, Nichol R, Reid TMS, Pearson GJ. An alternative regimen for root canal disinfection. Br Dent J. 2006 Jul 22;201(2):101-5.

147. Yildirim C, Karaarslan ES, Ozsevik S, Zer Y, Sari T, Usumez A. Antimicrobial efficiency of photodynamic therapy with different irradiation durations. Eur J Dent. 2013 Oct 26;07(04):469-73.

148. Garcez AS, Nuñez SC, Hamblin MR, Ribeiro MS. Efeitos Antimicrobianos da Terapia Fotodinâmica em Pacientes com Polpas Necróticas e Lesão Periapical. J Endod. 2008 Feb;34(2):138-42.

149. de Oliveira FS, Cruvinel T, Cusicanqui Méndez DA, Dionísio EJ, Rios D, Machado MAAM. O efeito in vitro da Terapia Fotodinâmica Antimicrobiana em biofilmes de microcosmos dentários de molares permanentes parcialmente erupcionados: Um estudo piloto. Photodiagnosis Photodyn Ther. 2018 Mar;21:163-7.

150. Alves LVGL, Curylofo-Zotti FA, Borsatto MC, Salvador SL de S, Valério RA, Souza-Gabriel AE, et al. Influência da terapia fotodinâmica antimicrobiana em lesão cariosa. Ensaio clínico randomizado split-mouth em molares decíduos. Photodiagnosis Photodyn Ther. 2019 Jun;26:124-30.

151. Carvalho VF, Andrade PVC, Rodrigues MF, Hirata MH, Hirata RDC, Pannuti CM, et al. Efeito fotodinâmico antimicrobiano no tratamento de bolsas residuais em pacientes periodontais: um ensaio clínico controlado e randomizado. J Clin Periodontol. 2015 May 22;42(5):440-7.

152. Proffit W R, Fields H W, Larson B E, Sarver D M. Contemporary orthodontics. 6th ed. Philadelphia: Elsevier; 2019.

153. Bruce Ross R. Growth of the Facial Skeleton following the Malek Repair for Unilateral Cleft Lip and Palate. The Cleft Palate Craniofacial Journal. 1995 May 1;32(3):194-8.

154. Liu J, Lamme EN, Steegers-Theunissen RPM, Krapels IPC, Bian Z, Marres H, et al. Cleft Palate Cells Can Regenerate a Palatal Mucosa *in vitro*. J Dent Res. 2008 Aug 1;87(8):788-92.

155. Morton CA, Szeimies R -M., Basset-Séguin N, Calzavara-Pinton PG, Gilaberte Y, Hædersdal M, et al. Orientações do Fórum Europeu de Dermatologia sobre terapia fotodinâmica tópica 2019 Parte 2: indicações emergentes - campo de cancerização, fotorejuvenescimento e dermatoses inflamatórias/infecciosas. Jornal da Academia Europeia de Dermatologia e Venereologia. 2020 Jan 5;34(1):17-29.

156. Fornaini C, Arany P, Rocca JP, Merigo E. Photobiomodulation in Pediatric Dentistry: A Current State-of-the-Art. Photobiomodul Photomed Laser Surg. 2019 Dec 1;37(12):798-813.

157. Jang YH, Koo GB, Kim JY, Kim YS, Kim YC. Prolonged Activation of ERK Contributes to the Photorejuvenation Effect in Photodynamic Therapy in Human Dermal Fibroblasts. Journal of Investigative Dermatology. 2013 Sep;133(9):2265-75.

158. Vichitrananda V, Damrongrungruang T, Hormdee D, Manosudprasit A. Anti-Palatal Fibroblast Cells Migration of 5-Aminolevulinic Acid Photodynamic Therapy; in vitro. Jornal dentário de Khon Kaen. 2024 Jul;22(7).

159. Acerbi AG, de Freitas C, de Magalhaes MHCG. Prevalência de anomalias numéricas na dentição permanente de pacientes com síndrome de Down. Cuidados Especiais em Odontologia. 2001 Mar 12;21(2):75-8.

160. Cheng RHW, Leung WK, Corbet EF. Terapia Periodontal Não-Cirúrgica com Uso Adjunto de Clorexidina em Adultos com Síndrome de Down: A Prospective Case Series. J Periodontol. 2008 Feb;79(2):379-85.

161. Nualart Grollmus ZC, Morales Chávez MC, Silvestre Donat FJ. Doença periodontal associada a doenças genéticas sistémicas. Med Oral Patol Oral Cir Bucal. 2007 May;12(3).

162. Gautami PS, Ramaraju AV, GunaShekhar M. Utilização adjunta de fibras de tetraciclina com terapia periodontal não cirúrgica num adulto com síndrome de Down: relato de um caso. Cuidados especiais em medicina dentária. 2012 Mar 15;32(2):61-5.

163. Teles R, Teles F, Frias-Lopez J, Paster B, Haffajee A. Lessons learned and unlearned in periodontal microbiology. Periodontol 2000. 2013 Jun 11;62(1):95-162.

164. Van Strydonck DAC, Slot DE, Van der Velden U, Van der Weijden F. Effect of a chlorhexidine mouthrinse on plaque, gingival inflammation and staining in gingivitis patients: a systematic review. J Clin Periodontol. 2012 Nov 7;39(11):1042-55.

165. Al-Zahrani MS, Bamshmous SO, Alhassani AA, Al-Sherbini MM. Short-Term Effects of Photodynamic Therapy on Periodontal Status and Glycemic Control of Patients With Diabetes (Efeitos a curto prazo da terapia fotodinâmica no estado periodontal e no controlo glicémico de pacientes com diabetes). J Periodontol. 2009 Oct;80(10):1568-73.

166. Noro Filho GA, Casarin RCV, Casati MZ, Giovani EM. PDT no tratamento não cirúrgico da periodontite em pacientes com HIV: Um ensaio clínico randomizado de boca dividida. Lasers Surg Med. 2012 Apr 7;44(4):296-302.

167. Meisel P, Kocher T. Photodynamic therapy for periodontal diseases: State of the art. J Photochem Photobiol B. 2005 May;79(2):159-70.

168. Campos GN, Pimentel SP, Ribeiro F V., Casarin RC V., Cirano FR, Saraceni CHC, et al. O efeito adjuvante da terapia fotodinâmica para bolsas residuais em dentes unirradiculares: um ensaio clínico controlado randomizado. Lasers Med Sci. 2013 Jan 20;28(1):317-24.

169. Martins F, Simões A, Oliveira M, Luiz AC, Gallottini M, Pannuti C. Eficácia da terapia fotodinâmica antimicrobiana como adjuvante no tratamento periodontal em pacientes com síndrome de Down. Lasers Med Sci. 2016 Dec 6;31(9):1977-81.

170. Bommangoudar JS. Gestão de pacientes autistas no consultório dentário: A Clinical Update. Int J Clin Pediatr Dent. 2018 Jun;11(3):219-27.

171. KAMEN S, SKIER J. Dental management of the autistic child. Special Care in Dentistry. 1985 Jan 28;5(1):20-3.

172. Klein U, Nowak A J. Transtorno autista: uma revisão para o odontopediatra. Pediatr Dent. 1998;20(5):312-7.

173. Goyal T, Kalra N, Tyagi R, Khatri A, Sabherwal P, Yangdol P. Evidence-based analysis of multi-pronged approaches for education and behavior management of autistic patients in a dental setting. Cuidados especiais em medicina dentária. 2023 Nov 20;43(6):856-68.

174. Pagano S, Lombardo G, Coniglio M, Donnari S, Canonico V, Antonini C, et al. Perturbação do espetro do autismo e dentisteria pediátrica: Uma visão narrativa da estratégia de intervenção e introdução de um método de intervenção tecnológico inovador. Eur J Paediatr Dent. 2022;23(1):54-60.

175. Kuvatbayeva UA, Iskakova MK. O uso do método de abrasão a ar para tratar cáries em pacientes autistas aos 6 anos de idade: A non-randomized controlled trial. Cuidados Especiais em Medicina Dentária. 2024 Set 4;

176 . exposição à luz verde em crianças com transtorno do espetro do autismo: um estudo piloto. Jornal de Odontologia Clínica Pediátrica. 2024;48(4):99.

177. Bruscino N, Lotti T, Rossi R. Photodynamic therapy for a hypertrophic scarring: a promising choice. Photodermatol Photoimmunol Photomed. 2011 Dec 16;27(6):334-5.

178. Campbell SM, Tyrrell J, Marshall R, Curnow A. Effect of MAL-photodynamic therapy on hypertrophic scarring (Efeito da terapia fotodinâmica MAL na cicatrização hipertrófica). Photodiagnosis Photodyn Ther. 2010 Sep;7(3):183-8.

179. Fekrazad R, Seraj B, Chiniforush N, Rokouei M, Mousavi N, Ghadimi S. Effect of antimicrobial photodynamic therapy on the counts of salivary

Streptococcus mutans in children with severe early childhood caries. Photodiagnosis Photodyn Ther. 2017 Jun 1;18:319-22.

180. Trindade AC, De Figueiredo JAP, Steier L, Weber JBB. Terapia Fotodinâmica em Endodontia: Revisão de Literatura. Photomed Laser Surg. 2015 Mar;33(3):175-82.

181. Lopez MA, Passarelli PC, Marra M, Lopez A, Moffa A, Casale M, et al. Eficácia antimicrobiana da terapia fotodinâmica (PDT) na periodontite e peri-implantite: Uma revisão sistemática. J Biol Regul Homeost Agents. 2020 Sep;34:59-65.

182. Lafzi A, Mojahedi SM, Mirakhori M, Torshabi M, Kadkhodazadeh M, Amid R, et al. Effect of one and two sessions of antimicrobial photodynamic therapy on clinical and microbial outcomes of non-surgical management of chronic periodontitis: Um estudo clínico. Journal of Advanced Periodontology & Implant Dentistry. 2019 Dec 18;11(2):85-93.

183. Alwaeli HA, Al-Khateeb SN, Al-Sadi A. Efeito clínico a longo prazo da terapia fotodinâmica antimicrobiana adjuvante no tratamento periodontal: um ensaio clínico aleatório. Lasers Med Sci. 2015 Feb 15;30(2):801-7.

184. Matsushima Y, Yashima A, Fukaya M, Shirakawa S, Ohshima T, Kawai T, et al. Effects of Antimicrobial Photodynamic Therapy on Organic Solution and Root Surface In Vitro. Antibiotics. 2021 Jan 21;10(2):101.

185. Nunez S. PDT em doenças orais de origem microbiana: O desafio do biofilme oral. Photodiagnosis Photodyn Ther. 2011 Jun;8(2):178-9.

186. Carneiro VSM, Catão MHCV. Aplicações da Terapia Fotodinâmica na Odontologia. Rev Faculdade Odontol Lins. 2012 Jun 30;22(1):25-32.

187. Fontana CR, Abernethy AD, Som S, Ruggiero K, Doucette S, Marcantonio RC, et al. O efeito antibacteriano da terapia fotodinâmica em biofilmes derivados da placa dentária. J Periodontal Res. 2009 Dec 23;44(6):751-9.

188. Sui L, Wang P, Li R, Li C. Efeito Antibacteriano da Terapia Fotodinâmica na Estrutura de Dentes Preparados Contaminados com Streptococcus mutans. In: Simpósio 2009 sobre Fotónica e Optoelectrónica. IEEE eXpress Conference Publishing; 2009. p. 1-4.

189. Miyata S, Miyaji H, Kawasaki H, Yamamoto M, Nishida E, Takita H, et al. Atividade fotodinâmica antimicrobiana e citocompatibilidade de Au_{25} $(Capt)_{18}$ clusters fotoexcitados por irradiação de luz LED azul. Int J Nanomedicine. 2017 Abr;Volume 12:2703-16.

190. Choe R, Balhaddad AA, Fisher JP, Melo MAS, Huang H. Photodynamic Therapy for Biomodulation and Disinfection in Implant Dentistry: Is It Feasible and Effective? Photochem Photobiol. 2021 Sep 4;97(5):916-29.

191. Ronqui MR, de Aguiar Coletti TMSF, de Freitas LM, Miranda ET, Fontana CR. Efeito antimicrobiano sinérgico da terapia fotodinâmica e da ciprofloxacina. J Photochem Photobiol B. 2016 May;158:122-9.

192. Ucuncu M, Mills B, Duncan S, Staderini M, Dhaliwal K, Bradley M. Fotossensibilizador à base de polimixina para a morte potente e selectiva de bactérias Gram-negativas. Comunicações Químicas. 2020;56(26):3757-60.

193. Zhao Z, Ma J, Wang Y, Xu Z, Zhao L, Zhao J, et al. Antimicrobial Photodynamic Therapy Combined With Antibiotic in the Treatment of Rats With Third-Degree Burns. Front Microbiol. 2021 Feb 24;12.

194. Wang Y, Xiao S, Ma D, Huang X, Cai Z. Minimizar a Concentração de Hipoclorito de Sódio na Irrigação do Canal Radicular por Combinação de Irrigação Ultrassónica com Tratamento Fotodinâmico. Photochem Photobiol. 2015 Jul 10;91(4):937-41.

195. Nima G, Soto-Montero J, Alves LA, Mattos-Graner RO, Giannini M. Inativação fotodinâmica de Streptococcus mutans por curcumina em combinação com EDTA. Materiais Dentários. 2021 Jan;37(1):e1-14.

196. Cai Z, Li Y, Wang Y, Chen S, Jiang S, Ge H, et al. Desinfeção do biofilme *de Porphyromonas gingivalis* na superfície de titânio com aplicação combinada de clorexidina e terapia fotodinâmica antimicrobiana. Photochem Photobiol. 2019 May 18;95(3):839-45.

197. Niavarzi S, Pourhajibagher M, Khedmat S, Ghabraei S, Chiniforush N, Bahador A. Efeito da ativação ultra-sónica na eficácia da terapia fotodinâmica antimicrobiana: Avaliação da profundidade de penetração do fotossensibilizador e eliminação de biofilmes de Enterococcus faecalis. Photodiagnosis Photodyn Ther. 2019 Sep;27:362-6.

198. Vecchio D, Gupta A, Huang L, Landi G, Avci P, Rodas A, et al. A Inativação Fotodinâmica Bacteriana Mediada por Azul de Metileno e Luz Vermelha é Melhorada pelo Efeito Sinérgico do Iodeto de Potássio. Antimicrob Agents Chemother. 2015 Sep;59(9):5203-12.

199. Yuan L, Lyu P, Huang YY, Du N, Qi W, Hamblin MR, et al. O iodeto de potássio aumenta o efeito fotobactericida do azul de metileno no Enterococcus faecalis como células planctónicas e como infeção de biofilme nos dentes. J Photochem Photobiol B. 2020 Jan;203:111730.

200. Huang L, Szewczyk G, Sarna T, Hamblin MR. Potassium Iodide Potentiates Broad-Spectrum Antimicrobial Photodynamic Inactivation Using Photofrin. ACS Infect Dis. 2017 Abr 14;3(4):320-8.

201. Marsh P, Do, Devine. Oral biofilms: molecular analysis, challenges, and future prospects in dental diagnostics. Clin Cosmet Investig Dent. 2013 Feb;11.

202. Tavares LJ, de Avila ED, Klein MI, Panariello BHD, Spolidório DMP, Pavarina AC. Terapia fotodinâmica antimicrobiana isolada ou em combinação com administração local de antibióticos contra biofilmes de Fusobacterium nucleatum e Porphyromonas gingivalis. J Photochem Photobiol B. 2018 Nov;188:135-45.

203. Pérez-Laguna V, García-Luque I, Ballesta S, Pérez-Artiaga L, Lampaya-Pérez V, Samper S, et al. Antimicrobial photodynamic activity of Rose Bengal, alone or in combination with Gentamicin, against planktonic and biofilm Staphylococcus aureus. Photodiagnosis Photodyn Ther. 2018 Mar;21:211-6.

204. Iluz N, Maor Y, Keller N, Malik Z. O efeito sinérgico da PDT e da oxacilina em isolados clínicos de *Staphylococcus aureus*. Lasers Surg Med. 2018 Jul 15;50(5):535-51.

205. Huang L, St. Denis TG, Xuan Y, Huang YY, Tanaka M, Zadlo A, et al. Potenciação paradoxal da inativação fotodinâmica antimicrobiana mediada pelo azul de metileno por azida de sódio: Papel do oxigénio ambiente e dos radicais de azida. Free Radic Biol Med. 2012 Dec;53(11):2062-71.

206. S Garcez A. Azul de Metileno e Peróxido de Hidrogénio para Inativação Fotodinâmica no Canal Radicular - Um Novo Protocolo para Utilização em Endodontia. Eur Endod J. 2017;1-7.

207. Li Y, Du J, Huang S, Wang S, Wang Y, Cai Z, et al. O peróxido de hidrogénio potencia a terapia fotodinâmica antimicrobiana na eliminação do biofilme de duas espécies de Candida albicans e Streptococcus mutans da base da dentadura. Photodiagnosis Photodyn Ther. 2022 Mar;37:102691.

208. Nie M, Silva RC e, de Oliveira KT, Bagnato VS, de Souza Rastelli AN, Crielaard W, et al. Efeito antimicrobiano sinérgico da clorina e6 e do peróxido de hidrogénio em biofilmes multiespécies. Biofouling. 2021 Jul 3;37(6):656-65.

209. Tan Y, Cheng Q, Yang H, Li H, Gong N, Liu D, et al. Effects of ALA-PDT on biofilm structure, virulence fator secretion, and QS in Pseudomonas aeruginosa. Photodiagnosis Photodyn Ther. 2018 Dec;24:88-94.

210. Pourhajibagher M, Beytollahi L, Ghorbanzadeh R, Bahador A. Analysis of glucosyltransferase gene expression of clinical isolates of Streptococcus mutans obtained from dental plaques in response to sub-lethal doses of photoactivated disinfection. Photodiagnosis Photodyn Ther. 2018 Dec;24:75-81.

211. Afrasiabi S, Pourhajibagher M, Chiniforush N, Aminian M, Rasi Varaei SS, Bahador A. Effects of sub-lethal dose of antimicrobial photodynamic therapy on major virulence traits of Streptococcus mutans. Photodiagnosis Photodyn Ther. 2020 Dec;32:102044.

212 . Li Y, Sun G, Xie J, Xiao S, Lin C. Antimicrobial photodynamic therapy against oral biofilm: influencing factors, mechanisms, and combined actions with other strategies. Front Microbiol. 2023 Jun 9;14.

213. Ding R, Liu X, Zhang W, Chen X, Chen S, Yu X, et al. Purine-Based Ir(III) Photosensitizers for Efficient Treatment of Periodontal Inflammation. Adv Funct Mater. 2024 Jun 16;

214. Zancanela DC, Primo FL, Rosa AL, Ciancaglini P, Tedesco AC. O Efeito das Drogas Fotossensibilizadoras e da Estimulação da Luz no Crescimento de Osteoblastos. Photomed Laser Surg. 2011 Oct;29(10):699-705.

215. Martins LFB, de Sena LR, de Paula DM, Feitosa VP, Horliana ACRT, Fernandes KPS, et al. Investigação do efeito da terapia fotodinâmica antimicrobiana como coadjuvante no tratamento de lesões profundas de cárie-protocolo de estudo para um ensaio clínico controlado, randomizado, de grupos paralelos. Trials. 2023 Mar 4;24(1):165.

216. de Oliveira AB, Ferrisse TM, França GG, de Annunzio SR, Kopp W, Fontana CR, et al. Potential Use of Brazilian Green Propolis Extracts as New Photosensitizers for Antimicrobial Photodynamic Therapy against Cariogenic Microorganisms. Pathogens. 2023 Jan 17;12(2):155.

217. Cieplik F, Deng D, Crielaard W, Buchalla W, Hellwig E, Al-Ahmad A, et al. Antimicrobial photodynamic therapy - what we know and what we don't. Crit Rev Microbiol. 2018 Sep 3;44(5):571-89.

218. Martins Antunes de Melo W de C, Celiešiūtė-Germanienė R, Šimonis P, Stirkė A. Terapia fotodinâmica antimicrobiana (a-PDT) para tratamentos de biofilme. Possível sinergia entre a-PDT e campos elétricos pulsados. Virulência. 2021 Dec 31;12(1):2247-72.

219. G P. Light in the Horizon: Uma Perspetiva da Terapia Fotodinâmica. Cumhuriyet Dental Journal. 2023 Dec 31;26(4):442-52.

220 - Efeito do Tratamento com Remoção Selectiva de Cáries Associado à Terapia Fotodinâmica Antimicrobiana na Qualidade de Vida Relacionada com a Saúde Oral das Crianças: A Non-Randomized Clinical Study. Journal of Clinical Pediatric Dentistry. 2022;46(4):289.

[illegible] Lupi in the Common Data Perspective [illegible]

Commons: [illegible]

[illegible]

[illegible]

[illegible]

[illegible]

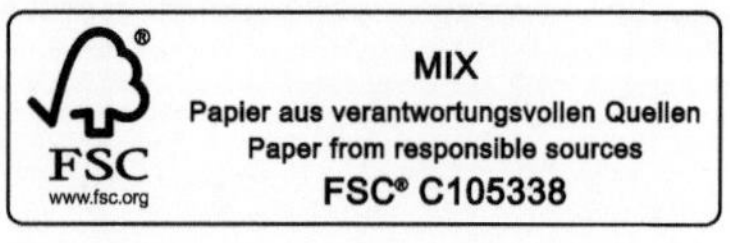

Printed by Books on Demand GmbH, Norderstedt / Germany